障がい児保育

監修
小橋明子

編著
小橋拓真

著
小山内あかね／竹野内ゆかり

中山書店

序

　近年，わが国も国際的な流れを受けて，障がい政策の分野でもノーマライゼーションや平等主義が謳われてきています．しかし，私は地域社会が障がい者(児)に対する理解やニーズを具体的に受け止めるのは，まだ時間を要する問題だと感じています．たとえば，地下鉄出入り口の歩道の点字ブロックの上に無造作に駐輪している自転車に，白杖をもった目の不自由な人や車椅子に乗った人が困惑している場面が見られたり，盲導犬を連れた人が誤ってホームから転落するなどのニュースを聞いて，障がいをもった人に対する声掛けや環境への配慮などはこれからの問題だと考えるからです．

　社会で生きる大人の後ろ姿を見ながら子どもは育っていくので，大人が障がいをもった人とどうかかわっていくかが問われ，それによって，子どもの"障がい"に対する受け止め方が変わってくる，と考えるのです．

　ユニバーサル社会(年齢，性別，障がい，文化の違いに関係なく安心できる社会)の実現を目指して，2006(平成18)年にバリアフリー新法が制定され，物理的なバリアフリー(段差の解消，歩道等の点字ブロック，エレベーター，エスカレーター，車椅子用トイレなど)は公共交通機関や行政機関，民間施設などに徐々に普及してきましたが，心のバリアフリー(偏見・差別など)といわれる社会的障壁の解消はこれからの課題でもあります．

　近年，雑誌やインターネット等で障がい(身体・知的・精神等)をもった方々の困りごとや人生，体験談の発信が多く見られるようになってきたことが，障がい者(児)の理解に役立っています．それは発達障がい者(児)の理解に対しても例外ではありません．保育現場では，診断名はついていませんが，"気になる子"(偏食やアレルギーがひどい子，落ち着きがない子，集団に入らない子，特別な配慮や支援を必要とする子など，発達に課題やつまずきがある子)が増えてきています．

　2006(平成18)年の「障害者権利条約」の国連での採択後，わが国でも「インクルージョン」を求める流れが児童福祉施策でも強まってきています．さらに，国は，2011(平成23)年に改正障害者基本法を制定し，その理念を受けて2016(平成28)年に発達障害者支援法が改正されました．2つの法律の共通する改正点は「障がいの有無によってわけ隔てられることなく，人格と個性を尊重しながら共生する社会の実現に資する」とあります．今後，ノーマライゼーション思想に基づく共生社会の実現を目指す実践となる統合保育や教育は，"障がい児"と"一般児"が共に育ち合う場となっており，保育者に求められている役割はこれまで以上に大きいものと考えます．

　本書が，保育士，教員，福祉・医療関係者，子育て支援関係者，保護者など，基礎から実践・応用まで学びたい方々に役立てていただけたら幸いです．

　末尾ではありますが，本書の刊行に際し，熱意をもってご支援してくださった中山書店の佐藤 貢氏，鈴木幹彦氏をはじめ，関係諸氏にこの場を借りて深く感謝の意を表したいと思います．

2018年10月

著者を代表して　小橋 拓真

編集／執筆担当一覧（執筆順）

監修：小橋 明子（こはし あきこ）
北海道立衛生学院　保健婦科卒業，中央福祉学院通信課程卒業．
1975年から2007年まで，札幌市役所で保健師として勤務．
2007年から2017年まで札幌大谷大学短期大学部保育科で，子育て支援特論，子どもの保健，乳児保育，障害児保育，保育相談支援，相談援助を担当．
現　職　　こども學舎
保有資格　看護師，保健師，養護教諭1級，介護支援専門員，社会福祉主事

編著：小橋 拓真（こはし たくま）
札幌医科大学保健医療学部看護学科卒業，九州保健福祉大学大学院社会福祉学研究科社会福祉学専攻修士課程修了．九州保健福祉大学大学院連合社会福祉学研究科在学中．
本別町社会福祉協議会にて保健師として地域住民による子育てサロン活動を支援．札幌市豊平区第二地域包括支援センターでは，保健師として子どもから高齢者まで対象とした総合相談業務等を行う．こども學舎にてこどもの保健や社会的養護等を担当．
現　職　　北海道看護専門学校，札幌保健医療大学
保有資格　看護師，保健師
1章　1-1　①，1-2　①〜④
2章　2-1　①〜⑤，2-2　①〜④，2-3　①〜③，2-4　①，②，2-6　①，②，2-10　①，②
3章　3-1　①〜③，⑥，⑧
4章　4-1　①〜③，⑤，4-2　①〜⑤
5章　5-1　①，②，5-2　①，②，5-3　①，②，5-4

著：小山内 あかね（おさない あかね）
札幌国際大学短期大学部（元札幌静修短期大学）幼児教育保育学科幼児教育専攻卒業．
1976年より札幌市の保育技術職として勤務．保育所，福祉型児童発達支援施設（元知的障害児施設），発達医療センターに勤務し，一般児から障がい児まで広く保育業務に関わる．
現職：放課後児童デイサービスに関わり，こども學舎で障害児保育の講師を勤める．
保有資格　幼稚園教諭二級普通免許，保育士資格
2章　2-5　①〜③，2-8　①〜③
3章　3-1　④，⑦，3-2　①〜③　3-3　①，②
4章　4-1　④

著：竹野内 ゆかり（たけのうち ゆかり）
九州リハビリテーション大学校卒業．
1981年から2016年まで札幌市立養護学校，肢体不自児通園施設，発達医療センターに勤務し，幅広く障がい児療育に関わる．
保有資格　作業療法士
2章　2-5　①〜③，2-7　①〜④，2-9　①〜③
3章　3-1　⑤，3-2　①，3-3　①，②

はじめに

　2006（平成18）年，国連総会で「障害者権利条約」が採択されました．この条約が採択されたことで，日本も障がい関係の法律（障害者基本法，障害者総合支援法，障害者差別解消法，障害者雇用促進法，発達障害者支援法など）の制定や改正がありました．これにより，障がい者（児）の定義の拡大と，障がい者（児）に対する合理的配慮概念の導入につながりました．

　わが国は，長年「障害児」の「害」を漢字で表していましたが，近年，「害」は「さまたげになるもの，わざわい」（広辞苑）の意味があるため，47自治体のうち約半数の自治体が平仮名で「がい」と表記するようになりました．本書も障害の「害」の扱いは「がい」と表記致します（ただし，法律用語等はそのまま「害」と表記致します）．

　国の動きを受けて，保育所や幼稚園等にさまざまな障がいをもつ子どもや"ちょっと気になる子ども"などが一般児と一緒に過ごす「統合保育・教育」が増加してきています．障がい児と一口にいっても，その状態は実にさまざまです．たとえば，肢体不自由の障がいがあるといっても，養育や医療の必要度など個々に異なります．また，診断名が同じだからといって同じ支援が必要かといえば，やはり個々に違います．障がいをもっているということは，生活するうえで何らかの困難を抱えています．したがって，保育者は障がいをもった個々の子どもの特性を理解し，生活上で困難を来していることは何か，どんなかかわりが必要かなど，障がい特性と個々の状態に応じた配慮を必要とする支援が求められています．さらに，障がいをもった子どもと親への支援は，これまで以上に，他機関や多職種との連携・調整が重要なことと，併せて障がいに対する知識や技術が求められてきています．また，2005（平成17）年に発達障害者支援法が施行され，障がいの1つに「発達障がい」が加わりました．発達障がい児に対する支援は，現在，療育・教育等の現場で「感覚統合」という新たな視点の取り組みが行われてきており注目されています．

　本書は，障がい児や"ちょっと気になる子ども"などに対し感覚統合を活用し支援してきた実践者の知識と技術をわかりやすく，演習事例，遊びへの展開，個別支援計画，保護者支援など，具体的に解説しています．

　感覚統合を活かした支援は，障がい児のみではなく，一般児にも必要な支援であり，通常の保育にも活かすことができます．本書は，障がい児保育を基礎から実践，応用と段階を踏みながら学ぶことができるように構成しています．また，障がいに関する最新の情報を取り入れ，保育士養成校のカリキュラムと対応できる内容にしています．

障がい児保育

目次 || Contents

1章　障がい児保育の概要 ……… 1

- **1-1　障がいの概念** ……… 2
  - ❶ 障がいのとらえ方 ……… 2
- **1-2　障がい児保育の基本** ……… 5
  - ❶ 障がい児をどうとらえるか ……… 5
  - ❷ 障がい児保育の歴史的変遷 ……… 7
  - ❸ 社会福祉基礎構造改革と障がい児保育 ……… 9
  - ❹ 障がい児保育の現状（インクルージョン・合理的配慮） ……… 13

2章　発達と障がい ……… 15

- **2-1　発達（development）とは** ……… 16
  - ❶ 発達を理解するうえで大切なこと ……… 17
  - ❷ 発達過程（0〜6歳） ……… 19
  - ❸ 乳幼児期（0〜6歳）の重視すべき視点 ……… 20
  - ❹ 言葉の発達→言葉は思考の土台となる ……… 20
  - ❺ 言葉の発達を促すかかわり方 ……… 21
- **2-2　脳の発達と構造** ……… 23
  - ❶ 脳の働きと構造 ……… 23
  - ❷ 概念の形成→子どもの思考は具体的から抽象的に発達する ……… 27
  - ❸ 子どもの概念形成に大切なこと ……… 28
  - ❹ 情動の発達→悲しみ・怒り・嫌悪・驚き・喜びなど ……… 32
- **2-3　脳の発達と障がい** ……… 34
  - ❶ 脳の機能障がい ……… 34
  - ❷ 肢体不自由と基本的な対応 ……… 35
  - ❸ 発達障がいとは ……… 38
- **2-4　障がいの理解と発達の援助** ……… 45
  - ❶ 感覚統合へのアプローチの重要性 ……… 45
  - ❷ 固有感覚・前庭感覚・触覚について ……… 47
- **2-5　感覚統合の発達** ……… 51
  - ❶ 感覚統合と発達 ……… 53
  - ❷ 感覚統合と日常生活動作 ……… 54

❸ 感覚統合と遊び……………………………………………………………55
2-6 視覚・聴覚障がい児の理解と援助……………………………………58
❶ 視覚障がい…………………………………………………………………58
❷ 聴力障がい…………………………………………………………………60
2-7 肢体不自由児の理解と援助……………………………………………63
❶ 肢体不自由とは……………………………………………………………63
❷ 脳性まひとは………………………………………………………………63
❸ 脳性まひが発達に及ぼす課題……………………………………………64
❹ 肢体不自由児の生活・遊びの支援………………………………………66
2-8 知的障がい児の理解と援助……………………………………………70
❶ 知的障がいの理解…………………………………………………………70
❷ 知的障がいの特性と対応…………………………………………………73
❸ 保育の場で知的障がい児に向かい合うときの心がけと教材の工夫…75
2-9 発達障がい児の理解と援助……………………………………………82
❶ 発達が気になる子どもの行動とはどんなことだろう？………………82
❷ なぜ，気になる行動が見られるのだろう？……………………………83
❸ 発達が気になる子どもへの支援…………………………………………85
2-10 重症心身障がい児・医療的ケア児の理解と援助……………………91
❶ 重症心身障がい児（者）とは………………………………………………91
❷ 医療的ケア児とは…………………………………………………………92
❸ 重症心身障がい児・医療的ケア児の支援のポイント…………………92

3章 障がい児及び特別な配慮を要する子どもの保育の実際……97

3-1 指導計画及び個別の支援計画…………………………………………98
❶ 保育計画の背景……………………………………………………………98
❷ 保育目標の設定……………………………………………………………101
❸ 指導計画の立案の流れ……………………………………………………104
❹ 指導計画及び個別計画の作成……………………………………………107
❺ 子どもを理解する手がかり………………………………………………116
❻ 特別な保育ニーズの把握（虐待）…………………………………………120
❼ 子どもの行動の要因と背景（事例を通して）……………………………126
❽ ケースカンファレンス……………………………………………………129
3-2 発達を促す生活や遊びの環境…………………………………………130
❶ 感覚を活かした遊びと支援………………………………………………130
❷ 設定や教材教具の工夫……………………………………………………138
❸ 親との連携と支援…………………………………………………………149

目次

3-3 子ども同士のかかわり合いと育ち合い ……………………… 158
　❶ 子ども同士の日常的出会い－統合保育 ……………………… 159
　❷ 子ども同士の日常的出会い－分離保育 ……………………… 161

4章　保護者や自治体・関係機関との連携　165

4-1 保護者や家族に対する援助 …………………………………… 166
　❶ 近年の子育て事情 …………………………………………… 166
　❷ 障がいのある子どもをもつ保護者への支援 ………………… 170
　❸ 親にかかわるための基本的な姿勢 …………………………… 171
　❹ 親との具体的なかかわり方 …………………………………… 171
　❺ 親の障がい受容の過程に対する保育者の理解 ……………… 180

4-2 地域の専門職や機関との連携（障がい児施設・保育所・小学校など） … 183
　❶ 地域の専門機関との連携 ……………………………………… 183
　❷ 障がい児保育に関する特別支援学校・小学校等の連携 …… 184
　❸ 関係機関と協働するための支援プランの課題の共有化 …… 188
　❹ 各関係機関の連携 …………………………………………… 189
　❺ 地域の障がい児保育にかかわるサービス …………………… 190

5章　障がい児・その他の特別な配慮を要する子どもの保育にかかわる現状と課題　193

5-1 障がいに対する理念の変化 …………………………………… 194
　❶ 意思決定の考え方 …………………………………………… 194
　❷ 障がい者福祉施策の動向 ……………………………………… 196

5-2 保健・医療における現状と課題 ……………………………… 199
　❶ 地域とのコミュニケーション ………………………………… 199
　❷ 重症心身障がい児・医療的ケア児の課題 …………………… 200

5-3 福祉・教育における現状と課題 ……………………………… 202
　❶ 保育所等訪問支援が必要な理由 ……………………………… 204
　❷ 放課後等デイサービスとは …………………………………… 205

5-4 支援の場の広がりとつながり ………………………………… 208

◆障がい児保育　シラバス　例 ……………………………………… 210
◆索　引 ……………………………………………………………… 211

※2022年の重版第2刷に際し，統計データなど若干の加筆・修正を加えた．

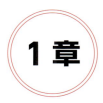

障がい児保育の概要

- 今日の障がいの概念は，世界保健機関（WHO）によって国際的に共通の視点から，国際生活機能分類（ICF）に分類，整理されている．ICFは，人間の生活を障がいの有無のみではなく，人とコミュニケーションをとったり，家庭生活を行うなどの「活動」や，働いたり，スポーツをしたり，地域で何かの役割をもつなどの「参加」という視点から障がい児（者）を理解し，支援につなげることを理念としている．本章は，このICFの理解を深めるために演習事例を取り入れ，具体的に学べるようになっている．

- 以前，わが国では重度の障がいをもつ子どもは就学ができず，自宅や施設で過ごすことが一般的であった．しかし1979（昭和54）年に養護学校が義務化され，障がいをもつ子どもも教育を受けられる環境が整えられた．また同時期に，保育に欠け，中程度の障がいはあるが，集団保育が可能な障がい児の保育を保育所で実施することが可能となった．

- 近年，ノーマライゼーションの共生社会を目指して，一般児と一緒になって障がい児が保育所等で保育を受ける統合保育の入園率が増加している．今後も，障がいの有無にかかわらず，子どもが「共に育つ」という方向性は進んでいくものと考えられる．したがって，ますます保育者に障がい児保育に関する情報や知識，技術が強く求められている．

1-1 障がいの概念

> **学習のねらい**
> 1. ICFの概念について学ぶ．
> 2. 障がいのとらえ方について考える．

1 障がいのとらえ方

- 「障がい」というと，かつてはハンディキャップといわれていたが，1980（昭和55）年に世界保健機関（WHO）が国際生活機能分類（ICF）の前身となる国際障害分類（ICIDH）を発表したことにより，障がいのとらえ方は大きく変わった．

- ICIDHは障がいを，手足の切断などの心身機能の異常や形態の欠損という医学的な意味の機能障がい（impairment），その機能が障がいをもつことにより，歩行や入浴，排せつなどの困難が生じる能力障がい（disability），能力障がいが生じることにより就職が困難になるなどの社会生活に不利益を生じてしまう社会的不利益（handicap）の3つに大別した．ICIDHは，疾患・変調（disease or disorder）が原因となって生物レベルの機能障がい（impairment）が起こり，そのために個人レベルの能力障がい（disability）が生じ，その結果によって社会的不利（handicap）が生まれると考えられた．この概念は，障がいの否定的な部分だけを取り上げているという批判があり，そこでWHOは検討を重ね，ICIDHの改訂版として，2001（平成13）年にICFを採択した．

- ICFの考え方は，人間の生活機能として「心身機能・身体構造」「活動」「参加」の3つの要素から構成されており，それらの生活機能に支障がある状態を「障がい」ととらえている．さらに，生活機能と障がいの状態は相互に影響し合うものと説明している（❶）．

- 精神機能や視覚，聴覚などの「心身機能・身体構造」，歩行やADLなどの「活動」，趣味や地域活動などの「参加」といった生活機能と個人因子や環境因子などのかかわりを踏まえて，個々の子どもの生活上の困難等を把握し，その対応を図ることが求められている．

- 自立活動の内容は，「生活機能」と「背景因子」の双方で見る視点が大切である．

---

*ICF (International Classification of Functioning, Disability and Health).

*ICIDH (International Classification of Impairments, Disabilities and Handicaps).

ADL
Activities of Daily Livingの略で，「日常生活動作」のこと．移動，食事，入浴，排せつ，更衣，整容などの基本的な生活動作をいう．

❶ ICFにおける障がいの分類

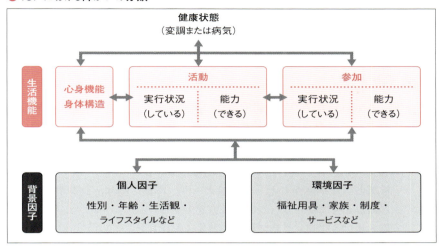

参考：厚生労働省．ICFの構成要素間の相互作用．

 演習　身体障がい児の支援活動に向けて

ICFの考え方を念頭においで考えてみよう！

例：筋ジストロフィー症（進行性の筋力低下と筋委縮がある遺伝性の病気）
年齢・性別：5歳の男児／**心身機能・身体構造**：座位はとれるが，歩行は困難，知的なものは年齢相当，少し介助があれば洗面，歯磨き，排せつ，着脱は自立／**活動・参加**：絵本が大好き，昆虫（カブトムシ）を飼育，地域の祭りに参加／**個人因子**：素直で明るい，近所の人に進んで挨拶をする，外出を喜ぶ／**環境因子**：車椅子（介助型），統合保育の保育所に通園，玄関スロープ，トイレ・洗面所に手すり，特別児童扶養手当受給，身体障害者手帳有／**家族構成**：父・母・本児の3人家族，父は単身赴任，母はパート勤務／**家族の願い**：一般児と同様に広場など野外遊びの体験をさせたい，など．

▼

地域の広場等に外出できるための支援を想定してみよう！

[生活機能をアセスメント（課題分析）するときのポイント]
①実態把握は，移動時の困難さだけに目を向けるのではなく，移動手段の活用，外出先の環境の把握（トイレ・水飲み場・段差など）とコミュニケーション（本人が困ったときのサイン，要望の伝え方など）の状況や日常の生活（排泄・アレルギー食）の実態を把握する．
②本人の外出に対する意欲や，習慣，家族の思い（新しい場や人との出会いを増やしたいなど），地域のバリアフリー環境，地域住民（ボランティア）の意識などを把握する．

特別児童扶養手当

20歳未満で精神・身体に障がいを有する児童を家庭で養育している父母が対象となる（所得制限有）．

> **演習　発達障がい児の支援活動に向けて**
>
> **ICFの考え方を念頭において，どんなかかわりがよいか考えてみよう！**
>
> > 例：A君は保育所の年中組である．聴覚刺激の過敏さや見通しのもちにくさから，ときどきパニックを起こし，集団から外れて勝手な行動をしてしまう．
>
> ①環境因子の改善としてどんなことが考えられるか．
> - 言葉だけを手がかりとせず，絵カード，写真，動作，シンボルなどのコミュニケーションの取り方を考える．
> - 落ち着ける空間，予定変更等に対する配慮など．
> - 家族や近隣との関係，専門機関との連携，屋外の遊び．
>
> ②個人因子としてどんな情報が必要か．
> - 年齢，関心や興味，生活リズム（起床，睡眠等），日常生活動作（食事，排せつ，手洗い，衣類の着脱等），対人関係など．

生活機能
- 心身機能・身体構造
- 活動
- 参加

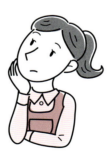

背景因子

個人因子
- 性別・年齢・生活観・ライフスタイルなど

環境因子
- 福祉用具・家族・制度・サービスなど

1-2 障がい児保育の基本

> **学習のねらい**
> 1. 障がいをもった子どものとらえ方について考える．
> 2. 障がい児保育の歴史について知る．

1 障がい児をどうとらえるか

- 障がい児保育というと，とかくその原因である診断名にとらわれ，治療や訓練の対象と見てしまい，子どもの豊かな育ちを目指す取り組みを置き忘れてしまいがちである．
- 保育者にとって大切なことは，**障がいの有無に関係なく，どの子に対しても発達しつつある存在として理解することである**．一人ひとりの障がい児が生活を送るうえで，どんな困難やニーズがあるかを把握することが大切である．

障がい児保育の3つの大切な視点

- 障がい児保育の視点は，**①障がいによる「生活のしづらさ」（生活機能）**と，**②「社会的障壁」（物理的要因，偏見，差別など）**と，**③発達**の3つの視点が影響し合っていることを考慮する．

障がい児の人権とノーマライゼーション

- 誰もがかけがえのない存在としてこの世に生まれ，一人ひとりが「その人らしい」人生をまっとうしたいと願っている．そこに，障がいの有無は関係がないといってもいいだろう．障がい児（者）の権利を擁護するための代理・代弁活動を**アドボカシー**という．代弁活動をする人をアドボケートという．
- **ノーマライゼーション**の理念は，障がい児（者）の人間としての尊厳を尊重し，障がい児（者）の社会参加の権利を積極的に保障することを目指して提起し，世界中に広まってきている．

ノーマライゼーション

デンマークのバンク・ミケルセンによって提唱された．「障がい児を排除するのではなく，障がいがあっても周囲の子どもたちと同じような生活ができる社会がノーマルな社会である」という考え方．

1章 障がい児保育の概要

子どもの権利条約（第23条）

「（障がい児）が尊厳を確保し，自立を促進しかつ地域社会への積極的な参加を助長する条件のもとで，十分人間に価する生活を享受するべきである」とされている．

障がい児（者）の人権保護に関する条文の一例

1971年………………精神遅滞者の権利宣言
1975年………………障害者権利宣言
1981年………………国際障害者年
1982年………………国際障害者年行動計画
1989年………………子どもの権利条約

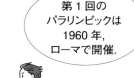

第1回のパラリンピックは1960年，ローマで開催．

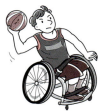

障がい児理解のポイント

- 障がい児の理解に当たっては，障がいがどんなに重い状態であっても，それぞれに能力をもち，それを最大限に発揮して社会に参加する権利をもっていること，また，自らの人間としての権利を行使する主体者であること，**障がい児も一般児も「対等・平等」であり，子どもとして発達途上であることを意識することが大切である．**

- 個々の障がい児のもつ困難さはさまざまで，発達も一人ひとり違っている．したがって，**障がい児を理解するには，「障がい」の診断名から理解するのではなく，一人ひとりの特徴を理解し「特別な発達ニーズをもつ存在」として**個々のニーズに応じた発達課題への配慮が重要である．

特徴を理解する

▶ **発達を理解する**
- 運動発達，情緒の発達，社会性の発達，言語の発達など．

▶ **障がいを理解する**
- 障がいの種類，程度，状況について適切に把握する．さらに障がいがあることにより，具体的な困難や問題行動がどう現れるかなども理解する．ただし，「○○障がいだから」という一般的な行動特性を思い描き，固定化した先入観をその子どもに当てはめた理解はしてはいけない．

▶ **日常生活における家庭・社会環境を理解する**
- たとえ障がい名が同じでも，食事，着脱・起床・睡眠などの基本的な生活習慣は，それぞれの個人因子・環境因子によっても違うので，個々の実態を把握し，それぞれの特性に応じた配慮が必要である．

2 障がい児保育の歴史的変遷

戦前の障がい児保育

- 障がいのある子どもに初めて教育・保育の場が与えられたのが1916（大正5）年，京都市立盲唖院聾唖部に設置された幼稚科で，発音教育を主とする幼稚教育が試行される．聴覚・言語障がいや視覚障がいの幼児に対する教育・保育が他の障がいに先駆けて行われる一方で，知的障がいや肢体不自由のある子どもに対する教育・保育は遅れていた．
- 知的障がい児に対する教育・保育の場は，1891（明治24）年に石井亮一が創設した弧女学院（後に滝乃川学園に改称）がある．
- 肢体不自由のある子どもに対しては，1921（大正10）年に柏倉松蔵が創設した柏学園がある．

戦後の障がい児保育（昭和20～50年代）

- 1947（昭和22）年，戦争孤児や貧しい子どもを救済・保護するために児童福祉法が制定された．
- 1947（昭和22）年，学校教育法によって盲・聾・養護学校が教育体系に組み込まれた．
- 1951（昭和26）年，児童憲章が制定される．昭和30年代は高度経済成長の陰で森永ヒ素ミルク事件，水俣病，サリドマイド薬害事件などで，新しい障がい児問題が生まれた（村川，1984）．この頃，障がいのある子どもの保育施策が進まなかった．その背景には，養護学校の義務教育制が実施されておらず，就学猶予・免除となった子どもは，家庭で育てるか，あるいは専門施設に受け入れてもらうべき，という考えが強かった．
- 1972（昭和47）年，児童福祉法に基づいて精神薄弱児通園施設または肢体不自由児通園施設を利用することが困難な地域に市町村が通園の場や方法を考える指導があり，障害児デイサービス事業が開始となった．
- 1974（昭和49）年，厚生省（後に厚生労働省）から障害児保育事業実施要綱の通知が出された．この制度は保育所が障がい児を受け入れるために必要な経費を自治体が補助する制度である．同じ年に私立幼稚園での障がい児保育に対する助成金交付が開始された．保育所での障がい児保育の対象となる子どもは「概ね4歳以上の幼児で保育にかける状況があり，かつ知的障害，身体障害などを有することが原則で障害の程度が軽く，集団保育が可能で毎日通所できる者」と規定されていた．さらに，指定保育所方式だったために遠くの保育所まで通わざるを得ない状況があった．親の会の運動が活発化し，早期発見，早期療育の施策化を強く迫るようになった．

森永ヒ素ミルク事件

森永乳業製の粉ミルクにヒ素が混入し，それを飲用した乳幼児の多くが中毒を起こし，死亡者が出た事件．また，脳性まひや知的障がいなどの後遺症に悩まされる人たちも多く，食の安全が問われた事件である．

水俣病

工場排水中のメチル水銀に汚染された魚や貝などを食べることによって起こったメチル水銀中毒のこと．

サリドマイド薬害事件

妊婦が睡眠薬などに含まれるサリドマイドを服用したことで，奇形児が生まれるなどの薬害が起きた事件のこと．

【文献】
村川浩一．障害乳幼児対策と発達保障の制度．障害児教育実践体系刊行委員会編．障害児教育実践体系（4）乳幼児期：23-36．東京：労働旬報社；1984．

不就学児の実態

保育・教育の場から締め出された在宅障がい児の多くは，朝から一日のほとんどを狭い部屋の中で過ごし，友達と遊ぶ機会もなかった．「不就学をなくし発達の保障をめざす運動」
（谷口るり子．障がい保育の課題．田中昌人編．児童問題講座（7）障害児問題：47-61．東京：ミネルヴァ書房；1975．）

- 1976(昭和51)年，国連総会で「完全参加と平等」をテーマに掲げ，1981(昭和56)年を「国際障害者年」とすることが決議された．障がいの有無によって差別されないノーマライゼーション理念のもとに，障がい児(者)の問題に各国が取り組むよう求められた．結果，わが国では，長年棚上げとなっていた「養護学校の義務化」が1979(昭和54)年に施行され，盲・聾・養護学校の義務化が完了した．
- 1978(昭和53)年，障がい児保育も「中程度の障がいのある子どもを受け入れること」「指定保育所方式を廃止すること」「障がいの子どもの人数に応じて一定額の助成を行うこと」などと改められた．ここでいう助成の対象者とは「保育に欠ける児童で特別児童扶養手当の支給対象者であり，保育所の集団保育になじむもの」とされていた．
- 障がい児保育事業が始まって5年後の調査で，保育士としての悩みは「専門的な知識がない」「疲労が激しい」などが挙げられている(山田，1979)．さらに，10年後の調査結果では，障がいのある子どもの保育所の量的拡大から，障がい児保育の内容・方法という質的な高まりが求められているという指摘がなされている(我妻，1985)．
- 2010(平成22)年度から2018(平成30)年度までの障がい児保育の実施状況を❷に示す．

【文献】
山田美和子．幼児期保育所．全日本特殊教育研究連盟，日本精神薄弱者愛護協会，全日本精神薄弱者育成会共編．精神薄弱者問題白書：31-36，東京：日本文化科学社；1979．

【文献】
我妻則明．就学前教育・保育．日本精神薄弱者福祉連盟編．精神薄弱者問題白書：60-62．東京：日本文化科学社；1985．

❷ 障がい児保育の実施状況の推移

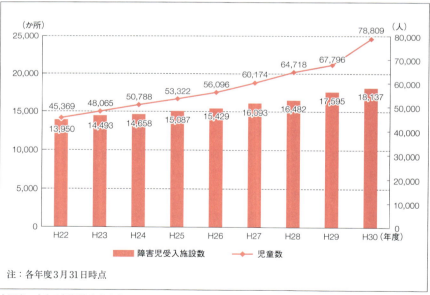

注：各年度3月31日時点

内閣府．令和2年版障害者白書．

3 社会福祉基礎構造改革と障がい児保育

- 1993（平成5）年，ノーマライゼーション理念の社会的な広がりで，障がい者施策の基本となる障害者基本法が制定された．
- 1994（平成6）年，わが国が児童の権利に関する条約（子どもの権利条約）に批准した．同年に「今後の子育て支援のための施策の基本的方向について」（エンゼルプラン）の策定があった．
- 1995（平成7）年，障害者プランが2002（平成14）年までの計画として策定．
- 1998（平成10）年，特別保育事業実施要綱の策定．
- 1999（平成11）年，新エンゼルプランの策定．
- 2000（平成12）年，社会福祉法（旧社会福祉事業法）が成立し，サービス利用が措置制度から選択制度に変更された．このことにより，サービスの利用は，自ら選択し利用するサービスの種類ごとの支援費の支給を受けて利用する支援費制度が2003（平成15）年に施行された．支援費制度の開始によって障がい児の居宅サービス（児童デイサービス事業・児童短期入所事業など）の充実が図られた．
- 2006（平成18）年，支援費制度は障害者自立支援法へ移行した．**障害者自立支援法で「発達障害」が障がいの範囲に含まれることが法律上明記された**．
- 養護学校や特殊学級に在籍する児童生徒数の増加や学習障がい（LD），注意欠陥多動性障がい（ADHD），高機能自閉症など，学習や生活面で特別な支援を必要としている児童生徒数が2019（令和元）年の国の調査で通常学級に約5％の割合で在籍している可能性があることがわかった（❸）．
- 2007（平成19）年，特殊教育の対象とされる視覚・聴覚，知的障がいの児童生徒に分けて考えることなく，一人ひとりの教育的ニーズに応じて特別の教育的支援が必要であると，学校教育法の改正で特殊教育から特別支援教育への転換が図られた．これまでの特殊教育は，障がいの種類と程度に応じて，特別の教育の場を整備してきたが，特別支援教育の推進により，すべての学校において，障がいのある子の支援がさらに充実していくこととなった．
- 2011（平成23）年，障害者権利条約の趣旨を踏まえて障害者基本法の改正が行われた．
- これによって地域における共生など，差別の禁止，国際的協調が定められ，「合理的配慮」の概念が盛り込まれた．

エンゼルプラン

子育てを家庭だけの問題としてとらえず，国や地方公共団体をはじめとする企業や地域社会を含めた社会全体で支援していくねらいで10年間の基本的方向性と重点施策を含めた計画のこと．

措置制度とは

行政がサービスを受ける要件を満たしているか判断し決定して提供する制度．一方，選択制度は利用者がサービスを選択する制度である．

＊LD（Learning Disability）．

＊ADHD（Attention Deficit Hyperactivity Disorder）

1章 障がい児保育の概要

❸ 特別支援教育の支援対象の概念図［義務教育段階］

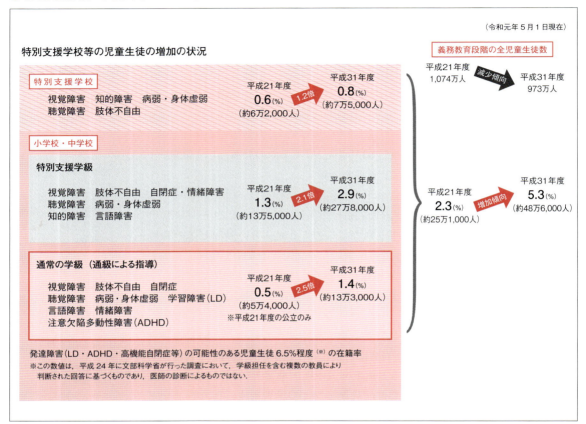

文部科学省. 2019（令和元）年.

- 2012（平成24）年，障がい児福祉サービスの再編が行われた．それは，これまで障がい児を対象とした施設・事業の①施設系は児童福祉法，②事業系は「障害者自立支援法」（例：児童デイサービス等）であったが，国は施設・事業が円滑に移行できるように，また，身近な地域で支援を受けられるよう，施設・事業所が障がい児の状態に柔軟に対応できる仕組みとするために児童福祉法に根拠規定を一元化した（❹）．
- 2013（平成25）年，障害者自立支援法は，障がいの対象に難病を加え「**障害者総合支援法**」に移行し，利用者のサービス利用の負担は，これまでの応益負担は応能負担となった．

応益負担
利用したサービスの内容に応じて自己負担額が決まる．

応能負担
利用したサービスの負担は利用者の所得に応じたものとなる．

1-2 障がい児保育の基本

❹ 障がい児福祉サービスの再編〈2012（平成24）年〉

| 障害者自立支援法 【市町村】 |
| 児童デイサービス |
| 児童福祉法 【都道府県】 |
| 知的障害児通園施設 |
| 難聴幼児通園施設 |
| 肢体不自由児通園施設（医） |
| 重症心身障害児（者）通園事業（補助事業） |
| 知的障害児施設／第一種自閉症児施設（医）／第二種自閉症児施設 |
| 盲児施設／ろうあ児施設 |
| 肢体不自由児施設（医）／肢体不自由児療護施設 |
| 重症心身障害児施設（医） |

通所サービス → **障害児通所支援**【市町村】（児童福祉法）
・児童発達支援
・医療型児童発達支援
・放課後等デイサービス
・保育所等訪問支援

入所サービス → **障害児入所支援**【都道府県】
・福祉型障害児入所施設
・医療型障害児入所施設

（医）とあるのは医療の提供を行っているもの

厚生労働省．児童福祉法の一部改正の概要について．

現在の障がい児保育の流れ

- 1975（昭和50）年代の障がい児保育の発展により，障がい児の受け入れが進むなかで，保育方法や実践が検討されるようになった．障がい児保育は，通常**分離保育**と**統合保育**に大別される．
- 分離保育は障がい児だけを対象に行われる保育である．盲学校幼稚部，聾学校幼稚部，さらには障がい幼児通園施設などで行われている．これに比べて，統合保育は障がい児と一般児を一緒にして行われる保育で混合保育ともいわれている．
- 統合保育は分離保育との組み合わせで展開する．組み合わせ形態は，①移行方式，②リソースルーム方式，③交流方式がある．
- こうしてわが国の障がい児保育は，場を共有する統合教育（インテグレーション）から，やがて**包括的な統合教育（インクルージョン）**が目指されるようになっていった．インテグレーションとは，もともとは隔離・分離されていた障がいがある子どもたちを，一般児と合流させて一緒に保育・教育をしようとする考え方である．
- 現実には障がいの有無にかかわらず，さまざまな理由で集団の中から排斥されそうになっている子どもがいる．インクルージョンの理念は排斥されている子どもたちをつくらないように「一人ひとりの多様性を包含するプロセス」

移行方式
治療や訓練を通して生活機能が促進された段階で一般の保育所，幼稚園に移行する方式のこと．

リソースルーム方式
初めから統合保育に在籍し，特別な配慮を必要とする治療や訓練など，個別に対処する方式のこと．

交流方式
分離保育所と統合保育所が決まった時間に交流を図る方式のこと．

を大切にすることを重視する理念である．
- インクルージョンはいろいろな子どもの出会いの機会であり，ぶつかり合いも含めてお互いの「個を尊重し，多様性を認める」という意味である．
- こうした**ノーマライゼーション理念に基づいたインクルーシブな保育**を目指す中で，現在，保育の現場では，「集団行動がとれない」「すぐ大声を出し，他児とのトラブルが多い」「保育者の指示が入らない」「見通しをもって行動がとれない」など，障がい児と診断されていないが「気になる子」や支援を必要とする子が課題となってきている．

> **インクルーシブな保育**
> 障がいの有無にかかわらず，一人ひとりのニーズに合わせた保育や支援を考えること．

? 考えてみよう！

- ノーマライゼーション理念が、教育と福祉に与えた事柄（法律や制度等）について調べてみよう！

障がいと社会のかかわり

　その障がいは生まれたときからなのか，あるいは，事故や病気でなったのか，老化で障がいをもったのだろうか．障がいの時期は人それぞれである．しかし，障がいにみまわれたとき，今の社会は障がいを抱えた人が十分生きていける体制が整っているだろうか．

　地域の子どもたちは，さまざまな特性をもっている子どもや大人と触れ合う中で，自分との共通性や違いを認識していく．たとえば，言葉の遅れや車椅子に乗っている子どもに対して，一般児が保育者に「どうしてしゃべらないの？」「どうして歩かないの？」などの疑問を投げかけられたときに，その子が理解できる表現で対応していくことが求められている．

④ 障がい児保育の現状（インクルージョン・合理的配慮）

- 現在の統合保育は，1998（平成10）年に厚生労働省からの通達「特別保育事業の実施について」で開始された．
- **統合保育**の対象は「保育に欠ける障がい児」という条件のほかに，①集団保育が可能であって日々通園できる者，②特別児童扶養手当支給対象の障がい児である．
- 統合保育は，障がいをもった子どもと一般児が共に生活し，学び合うことを通して，共に「育ち」を経験する場である．
- 統合保育により「共に育ち合う」関係ができ，「生きる力」を育み地域における当たり前の生活を営めるノーマライゼーションの考えに沿った保育である．
- 統合保育を行う保育者に求められる役割（仲介者としての役割）を整理すると，❺のようになる．

> **インクルージョン（inclusion）**
> 包括・包含という意味で，子どもの存在を障害の有無ではなく共生社会に向けて保育や教育において包括的に捉えることが大切であるという考え方である．

❺ 統合保育（インクルージョン）を行う保育者に求められる役割（仲介者としての役割）

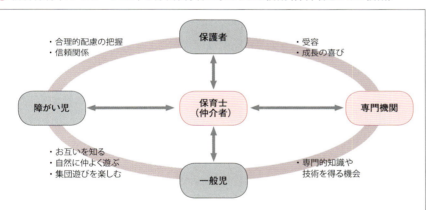

- ●保護者との連携（親の気持ちを受容し，子どもの発達を細かく知らせ，成長を共に喜びあえるようにする）．
- ●障がい児，一般児との相互関係（保育者と障がい児の信頼関係をつくり，合理的配慮を把握する．障がい児が園生活に慣れてから他児との交流を図る．最初，障がい児は特定の子どもと親しくなるが，やがてクラス全体へと拡大されていく）．
- ●集団になじむ（集団の中にいても嫌がらない，障がい児が集団の動きに着目をしたり，他児の模倣を始めるようになると，集団の一員として他児と同じ行動がとれるようになってくる）．
- ●関係機関との連携（病院，療育機関等）．

> **合理的配慮**
> 「障害者が他の者との平等を基礎として全ての人権及び基本的自由を享有し，又は行使することを確保するための必要かつ適当な変更及び調整であって，特定の場合において必要とされるものであり，かつ，均衡を失した又は過度の負担を課さないものをいう．」と定義されている．「障害者の権利に関する条約」の第2条において位置づけられている．

統合保育のクラス編成

▶ **利　点**

- 一般児が障がいをもった友達がいることに気づき，特別視することなく自然に一緒に遊ぶことにより，お互いの理解が深まる．
- 遊びを通して思いやる心が育つ．
- 専門機関との連携をとることで，子どもへのかかわりに一貫性がもてる．また，保育者も専門的な知識や技術を得ることができる．
- 障がい児を抱え孤立しがちな保護者が勇気づけられ，子どもの成長の喜びを共有する．

▶ **課　題**

- 障がい児保育を担当する保育士が不足している．また，障がい児保育に関する知識や技術を他の保育士や職員と共有し，共通理解を深めるための時間が取りにくい．
- 障がい児保育に関する知識や技術が不足している．
- 肢体不自由，視覚・聴覚障がいなど，障がいの程度に応じた教材・設備が不足していることが多い．
- 障がい児を抱えた保護者が一般児との発達を比べ，焦りを抱きやすい．
- 障害認定を拒む保護者がいる（早期発見，早期療育につながらない）．

● 絵本に描かれている「障がい」について
- たばたせいいち，先天性四肢障害児父母の会，のべあきこ，しざわさよこ（共同制作）．さっちゃんのまほうのて．東京：偕成社；1985．
- 茂木俊彦監．稲沢潤子（文）．オノビン，田村孝（絵）．子どものためのバリアフリーブック　障害を知る本（全11巻），東京：大月書店；1998．

● 推薦図書
- 安部博志．発達障害の子のための「すごい道具」．東京：小学館；2017．

● 参考文献
- 厚生労働省．社会保障審議会統計分科会資料．http://www.mhlw.go.jp/shingi/
- 渡部信一，無藤隆，本郷一夫編著．障害児保育［新版］．京都：北大路書房；2014．
- 水野恭子．障害児保育の歩みとこれからの障がい児保育実践に向けて．愛知教育大学幼児教育研究；16：77-82．
- 村川浩一．障害乳幼児対策と発達保障の制度．障害児教育実践体系刊行委員会編．障害児教育実践体系(4) 乳幼児期：23-36．東京：労働旬報社；1984．
- 谷口るり子．障がい保育の課題．田中昌人編．児童問題講座(7) 障害児問題：47-61．東京：ミネルヴァ書房；1975．
- 山田美和子．幼児期保育所．全日本特殊教育研究連盟，日本精神薄弱者愛護協会，全日本精神薄弱者育成会共編．精神薄弱者問題白書：31-36．東京：日本文化科学社；1979．
- 我妻則明．就学前教育・保育．日本精神薄弱者福祉連盟編．精神薄弱者問題白書：60-62．東京：日本文化科学社；1985．
- 茂木俊彦．ノーマライゼーションと障がい児教育：9-44．東京：全国障害者問題研究会出版部；1994．
- 文部科学省．障害者白書；2019．
- 厚生労働省．障害者白書；2019．

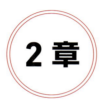

発達と障がい

- 赤ちゃんは，お母さんのおなかの中にいるときから，すでに外界の環境に適応するための準備をしている．たとえば，羊水を飲み込んで嚥下や肺呼吸の練習をしたり，外界からの音を聞いたり，体を動かしたりしている．子どもは五感（視覚，聴覚，味覚，嗅覚，触覚）などの刺激を通して伸びるが，胎生8か月頃であれば，これらの器官はある程度の形成が進んでいる．このように，健やかな子どもの発達を考える際に，感覚器官からの刺激は子どもの心身の発達に欠かせないものとなっている．本章は，一般児も含め乳幼児の生理と発達過程を踏まえて，発達支援における対応についてわかりやすく解説する．

- 本章では，発達の基本である脳の働きと構造や，脳と関連のある障がい（肢体不自由，視覚，聴覚，知的，発達障がい）の特徴から，かかわり方の基本について学ぶ．

- 発達障がいを抱えている子どもの「生きづらさ」に対して，現在，保育，教育，福祉等の現場で話題になっている感覚統合（五感，固有感覚，前庭感覚）について説明する．本章では，療育機関で長く実践を培ってきた作業療法士や保育士が感覚統合の理念を基にわかりやすく遊びを取り入れながら解説している．この理念（感覚統合）は，電子機器の普及や都市化の影響で室内遊びが多く，自然とかかわったり，仲間と外で戯れたりすることが少なくなっている現代社会の子どもたちにも，運動能力やコミュニケーション能力によい影響があると考える．明日からでも現場で役立つ内容であり，インクルーシブ保育（すべての子どもが共に育つ）に活かせるものと考える．

2-1 発達（development）とは

> **🔍 学習のねらい**
> 1. 発達を理解するうえで大切なことはどんなことか．さらに，0～6歳の発達過程を知る．
> 2. 思考の土台となる，言葉の発達を促すかかわり方について学ぶ．

人は未熟から成熟へ

- 子どもは，一人では生活できない存在であり，支えてくれる人や環境が大切である．
- 乳幼児期の発達はめまぐるしく，環境の中で身体的な基礎づくりがなされ，身体行動から生じる心理・社会的な実体験を通して青年期の準備をする．
- 青年期には大人になる基礎がつくられ，質的変化を成し遂げる．
- 成人期や高齢期は身体的には停滞・下降は必然的であるが，精神的には円熟期を迎える．このことから，人は人生の最後まで心身共に何らかの形で発達していく．
- 子どもは周囲の世界に適応しながら生きていくことを学び，基本的生活習慣を身につけていく．時にはぶつかり合い，その中で自分と他者とのかかわりで自分をコントロールしていく力をつけていく．『クマのプーさん』の作者として知られるミルンの詩「いま　わたしたちは6歳」にもあるように，**協力して生きていく力が芽生えるのが6歳くらいの姿である**．

> **発達過程**
>
> ▶ 子どもはそれまでの経験を基にして，環境に働きかけ，様々な環境との相互作用により発達していく．保育所保育指針においては，子どもの発達を環境との相互作用を通して資質・能力が育まれていく過程として捉えている．すなわち，ある時点で何かが「できる，できない」といったことで発達を見ようとする画一的な捉え方ではなく，それぞれの子どもの育ちゆく過程の全体を大切にしようとする考え方である．そのため，「発達過程」という語を用いている．
>
> ▶ 保育においては，子どもの育つ道筋やその特徴を踏まえ，発達の個人差に留意するとともに，一人一人の心身の状態や家庭生活の状況などを踏まえて，個別に丁寧に対応していくことが重要である．また，子どもの今，この時の現実の姿を，過程の中で捉え，受け止めることが重要であり，子どもが周囲の様々な人との相互的関わりを通して育つことに留意することが大切である．
>
> （厚生労働省．保育所保育指針解説．2018．）

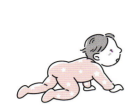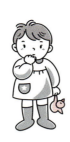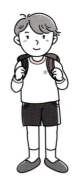

子どもは大人を小さくしたものではなく，子どもとしての発達の特徴がある．

> **詩集**
>
> 「いま　わたしたちは6歳」
>
> 1つのぼくは　まだ　はじまった　ばかりだった
> 2つのぼくは　まだ　うまれたてのままだった
> 3つのぼくは　まだまだ　ぼくじゃ　なかった
> 4つのぼくは　そう　たいして　わかっていなかった
> 5つのぼくは　ただ　げんきいっぱい　だった
> ぼくは6つで　だれにもまけないおりこうさん
> ぼくはこのままいつまでも6つでいたい
>
> （A. A. ミルン．石井桃子ほか訳．クマのプーさん全集．東京：岩波書店；1997．）

1 発達を理解するうえで大切なこと

順序性と方向性

- 発達には順序性，方向性があり，常に直線的に発達するわけではない．たとえば運動発達の場合は，「頭部から尾部」へ，「粗大運動」から「微細運動」へ発達する方向性がある．

能動的な存在である

- 乳児は，周囲からの影響をただ受け止めるだけではなく，自ら働きかけ発達しようとする存在である．たとえば，聴覚の選好は，鳥の鳴き声よりも人の声が好きで，中でも身近な人（お母さんなど）の声が好きである．
- 乳児は，空腹や眠いときなど泣いて要求したり，あやすと笑うなどの人の気持ちを引き付けるものをもっている．

個人差がある

- 子どもは一人ひとり異なる資質や特性を有しており，その成長には個人差がある．一方，発達の道筋やその順序性，方向性において共通して見られる特徴もある．
- すべての人間が同じ速さで発達するわけではない．たとえば，1歳2～3か月には大半の子が一人歩きをするが，1歳6か月で歩く子もいる．また，2歳には二語文を話すようになるが，言葉の理解があっても話さない子もいるなど，発達には個人差がある．さらに，人はそれぞれに得意・不得意な面をもっているが，それも個人差である．

発達は臓器・性別・機能・年齢などにより異なる

- 身長は，乳児期，学童期後期，青年期前期に急速に伸びる．身長の性差では学童期後期頃は女児が伸び，青年期前期頃は男児が伸びる．
- 脳は出生後，急に大きくなって3～4歳くらいで成人の80％くらいの重量になる．
- 生殖器は青年期前期頃より急速に発達し，成人の大きさに達する．

日常生活の中で成長していく

- 乳児は漠然と同じことを繰り返すように見えるが，ターゲットを絞って自分に必要な刺激を取り入れている．スイスの心理学者ピアジェ（Jean Piaget）は，思考の段階的な発達を分類し，0～2歳頃までを**感覚運動期**と名付けている．
- 乳児は，なめる，触る，たたく，聞く，匂いを嗅ぐなど五感を総動員させて，繰り返しの中から，これをしたら，こうなると，原因と結果を学び物事を認知していっている．

応答的な他者の存在が不可欠である

- **応答的なかかわり**とは，子どもが発信するサインに気づくことができなかったり，無視することだけではなく，禁止することも含めて返事を返すことである．
- その際は相手のしていることを認め，したい気持ちを受け入れ，そのうえで遊びなどを促したり，方向を修正したりする大人との相互作用で，子どもは，自分を意識し，自己概念を発達させる．

【文献】
大倉得史著．育てる者への発達心理学．京都：ナカニシヤ出版；2011．

応答的なかかわり

応答的というのは「応じて答える」ことである．乳幼児期は感じたことを身近に信頼できる大人に話すことを覚え，さまざまな概念を形成していく．

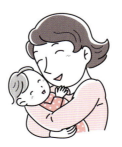

2 発達過程（0〜6歳）

- 0〜6歳の心身の発達と支援のポイントを❶にまとめる．

❶ 0〜6歳の心身の発達と支援のポイント（目安）

時　期	心身の発達	支援のポイント
6か月未満	●3〜4か月で首が座り，寝返り，腹ばいなど全身の動きが活発となる． ●視・聴覚の発達は目覚ましく，喃語（乳児が発する声）で自分の要求を表現する．	●特定の大人との情緒的な絆． ●子どもの発声を真似たり，子どもの気持ちを言語化する（例：「マナちゃん，おなかが，すいたのね！」など）．
6か月〜1歳3か月	●座る，立つ，つたえ歩きなど運動機能の発達や周囲の人や物に対する興味を示し探索行動が活発になる． ●大人から自分に向けられた気持ちや簡単な言葉がわかるようになる．	●6か月頃に慣れない人に対する人見知りが出てくるが，人見知りは特定の大人との愛着が育まれている証である． ●言葉によるコミュニケーションの芽生える時期なので大人との楽しいかかわりは人への関心を高める．
1歳3か月〜2歳未満	●歩き始め，手を使い，言葉を話すことにより，身近な人や物に自発的に働きかけていく． ●物のやりとりで取り合うことや玩具等の見立てなどの象徴機能が発達する． ●指さし，身振り，片言など二語文を話し始める．	●友達や周囲の人への関心が増すので，友達のしぐさを真似たり，同じ玩具を欲しがったりする． ●大人とのかかわりだけでなく，子ども同士のかかわり合いの機会をもつ．
2歳	●歩く，走る，跳ぶなどの運動機能や指先の機能が発達する． ●自己主張が強くなり，「自分でやる」「いや」などと強く自己主張することが多くなる．思いどおりにならないと，泣いたり，かんしゃくを起こす．	●自分の体を思うように動かすことができ，行動範囲が広がるので，さらに安全に気を配ることが大切となる． ●思いどおりにならないとかんしゃくを起こすが，自分の行動がすべて受け入れられるわけではないことに徐々に気づいていく．
3歳	●基本的な運動機能が伸び，それに伴い，食事，排せつ，衣類の着脱などほぼ自立できるようになる． ●話し言葉の基礎ができて，盛んに質問するなど知的好奇心が高まる． ●大人の行動や日常生活で経験したことを「ごっこ遊び」に取り入れる． ●予想や意図，期待をもって行動できるようになる．	●基本的生活習慣の形成（食事，排せつ，衣類の着脱など）を促す． ●知的興味や関心が高まり，子どもが言おうとしていることに傾聴する． ●遊具の取り合いで，分け合ったり，順番を待つなどルールについて教える． ●「私」「ぼく」というように自我が成長し，家族，友達，先生などの関係がわかり始める．
4歳	●体の動きが巧みになる（片足跳び，スキップ等）． ●手先も器用になり，ひもを結んだり，はさみを使えるようになる． ●自分の行動やその結果を予測して不安になるなどの葛藤を経験する． ●羞恥心が出てくる．	●物や動植物の特性を知るなど認識力や色彩力を育む． ●友達とイメージを共有しながら想像して「ごっこ遊び」を楽しむ． ●友達とのつながりも強くなるが，けんかも多くなる．一方で，ルールの大切さに気づき守ろうとする（我慢する力）．
5歳	●基本的生活習慣の確立．大人に指示されなくても一日の流れを見通しながら行動する（手洗い，食事，排せつ，着替えなど）． ●言葉によって共通イメージをもち，また目的をもって集団で行動する．	●主張のぶつかり合いやけんかが起きても，すぐに大人を頼ろうとせず自分たちで解決しようとする． ●それまでの経験や日々の生活を通して自分なりに考え，納得のいく理由で物事の判断ができる基礎を養う．
6歳	●全身運動が滑らかで巧みになる（例：ボールをつきながら走るなど）． ●活動や経験を通して達成感や自分への自信をもつようになると，子どもは意欲的に環境にかかわっていく． ●自分自身の内面への思考が進み自意識が高まるとともに，自分とは異なる人の存在やそれぞれの特性に気づくようになる．	●仲間の意思や約束事を守ろうとする． ●時間がわかるようになる． ●集団遊びで役割が生まれ，協働しながら遊びを発展させる． ●自分の主張を一歩譲って仲間と意見を調整しながら，合意を得ていく． ●自然事象，社会事象，文字などへの興味や関心が深まるので，広げてあげる機会や知識を与える．

3 乳幼児期(0〜6歳)の重視すべき視点

- 愛着の形成(特定の人物との間に形成される精神的な絆).
- 人に対する基本的信頼感の獲得.
- 自己認識(1歳半くらいから鏡に映った自分がわかるようになる).
- 共同注視(指さしした方向を見る,欲しいものを指さすなど).
- 心の理論(他者の心を類推し理解する能力は,通常は4歳過ぎに獲得する).
- 基本的な生活習慣の形成.
- 十分な自己の発揮と他者の受容による自己肯定感の獲得.
- 道徳性や社会性の芽生えとなる遊びなどを通じた,子ども同士の体験活動の充実.

共同注視
相手の視線や指さしから相手の注意が向かう対象を同定できる.生後10か月から1歳前後で獲得する.

三項関係
子どもが〈他者〉と〈対象物〉に対して何らかの経験を共有(share)することを三項関係という.

自己肯定感
「自分は大切な存在だ」「自分はかけがえのない存在だ」と思える心の状態のこと.

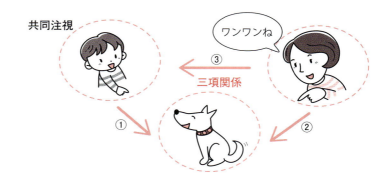

4 言葉の発達→言葉は思考の土台となる

- 言葉をしゃべらない,言葉が増えない,会話が成立しない,発音が不明瞭,どもったりするなどの言葉の問題は,発達の1つの指標として気づきやすい.
- **幼児期の言語社会適応能力としては,年齢に応じた指示理解力があるか,あいさつや返事をすることができるか,また,自分の感情や気持ちを伝えることができるか,聞いたことを伝えられるか,などが大切である**.

言語発達の規定因

- 言語発達を規定する要因には,①中枢神経系の発達,②認知機能,③社会情動の発達がある.
- **中枢神経系の発達**:生得的な脳の働きで聴覚,構音機構,随意運動が含まれる.
  認知機能:物の操作や形態の区別,記憶などの事象理解が含まれる.
  社会情動発達:生活経験を通した人とのかかわりであり,子どもは特定の人との愛着を絆に何かを共有することによって対人関係を成立させ,これが言葉のやりとりの基礎となる.

個人差か障がいか

- しゃべり始めて間もないときは，言葉の遅れは個人差なのか，あるいは何らかの障がいがあるのかの判断は難しい．1歳6か月健診で発語がなく，言葉の遅れを気にかけていた子どもが，その後，急速に言葉を獲得する場合もあれば，語彙が増えず遅れが顕著になってくる場合もある（秦野，2001）．
- 言葉の発達は，運動発達や，物事の理解，社会的な行動が相互に関連し合うため，言葉の遅れは個人差なのか，そうではないかの判断は難しい．保健センターの健診や発達支援センターの相談など専門機関に相談しながら，言語発達環境をどのように整えていくかが大切である．

【文献】
秦野悦子編．ことばの発達入門．東京：大修館書店；2001．

5 言葉の発達を促すかかわり方

- 言葉は環境との相互作用によって成長・発達する．経験したこと，考えたことを自分なりの言葉で表現し，相手の話すことを聞こうとする意欲や態度を育て，言葉に対する感覚や言葉を表現する力を養う．

ねらい

- 自分の気持ちを言葉で表現する楽しさを味わう．
- 人の話を聞き，自分の経験したことや考えたことを伝え合う喜びを味わう．
- 日常生活に必要な言葉がわかるようになるとともに，絵本や物語に親しみ，保育士や友達と心を通わせる．

具体例

0歳前半から

- 子どもの気持ちになって表現する（代弁）．
  例：子どもがおやつを食べているのを見て，母親が「あーおいちい」と言って子どもの気持ちを代弁している（外山・無藤，1990）．

0歳後半から

- ルーティン（行為の連続）を形成する．
  例：「物のやりとり」「おいかけっこ」など役割交換を楽しむ遊び．
  「いないいないばぁ」「かくれんぼ」などの消失，再現を楽しむ．

【文献】
外山紀子，無藤隆．食事場面における幼児と母親の相互交渉．教育心理学研究；38(4)：395-404．1990．

本の読み聞かせ

- 絵本の読み聞かせの習慣をつける．機械的に読んであげるのではなく，大人が楽しんで読んであげる．

    例：母親：「ほら」（注意喚起）　　　⇒　子ども：絵に触れる
    　　母親：「これは何？」（質問）　　⇒　子ども：微笑む
    　　母親：「そうワンワンよ」（命名）⇒　子ども：「ワンワン」と発声し微笑み，母を見上げる
    　　母親：「何しているのかな？」　　⇒　子ども：「マンマ」

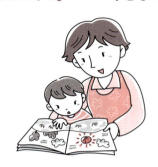

意味理解力を育てる

- 日常生活の中で大人が感じたことを子どもに対して表現することで，子どもは目に見えないことや心で感じたことを，こんなふうに表現するのだということを経験的に学ぶ．

    例：①ランチを見て「おいしそうだね」と言葉を添える．
    　　②夏の暑い日の散歩道で「あついね」と言葉を添える．
    　　③花を見て「きれいだね」と言葉を添える．
    　　④すべり台の順番を待てたとき「順番待てて，えらかったねぇ」などの言葉を添える．

> 演習　0〜6歳（乳幼児期）は，生涯にわたる人間形成の基礎を養ううえで，極めて大切な時期である．
>
> 子どもが発達するうえで，現在の家庭・地域環境，自然環境，産業構造等は，今から約30年前の環境と比べて，どんな変化があるか考えてみよう！

2-2 脳の発達と構造

> 🔍 **学習のねらい**
> 1. 脳の構造や働き（特に脳神経のネットワークの仕組み）について学ぶ．
> 2. 子どもの遊びの意義や概念形成について学ぶ．

1 脳の働きと構造

- 脳は1つのかたまりのように見えるが，大きく分けて**大脳半球**（左脳・右脳），**脳幹**，**小脳**で構成されている．脳の部位別機能を大きく4つに分けると，感覚や認知は**頭頂葉**，人間らしさ（知性，感情，意思，意欲，創造力）や運動，言語は**前頭葉**，視覚は**後頭葉**，聴覚，記憶，言語理解は**側頭葉**となっている．大脳半球の右脳と左脳は**脳梁**でつながっている（❷，❸）．
- **小脳**は，身体のバランス，姿勢と歩行など，協調運動の働きがある．
- 脳への視覚，聴覚，触覚，嗅覚等の感覚情報は，**視床**を経由し，**大脳辺縁系**や**大脳皮質**に行き処理される．

前頭葉	●頭頂葉，後頭葉，側頭葉などの情報を統合，処理，判断をする． ●行動をコントロールする，計画を立てる，集中する，話す（ブローカ野），体を動かす． ●感情をコントロールする．
頭頂葉	●空間的な情報を分析，処理する． ●自分の体の動きを感じ取る． ●触，圧，痛，温など，皮膚への刺激を感じ取る．
側頭葉	●耳からの情報を分析，処理，理解する． ●聞いた言葉を理解する（ウェルニッケ野）． ●記憶する．
後頭葉	●目からの情報を分析，処理，理解する．

> **脳梁**（のうりょう）
> 左右の大脳半球をつなぐ交連線維の太い束で，右脳と左脳との情報のやりとりを担っている．

❷ 脳の構成図

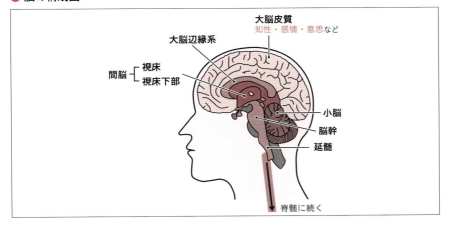

❸ 脳の機能

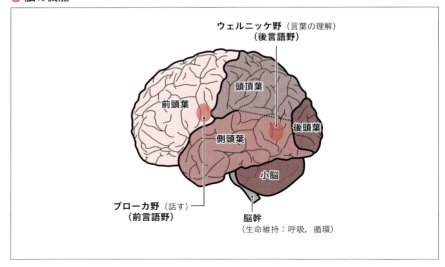

- 大人は言葉に関して左脳で意識的にコツコツ学習し論理的に理解して習得するが，**乳幼児は右脳で（無意識的に）直感的にイメージで言葉をとらえている**といわれている．
- 人の脳の神経細胞の数は，胎生7～8か月で確定し，出生時には大人と同じ数（140～160億個）がそろっている．この神経細胞は皮膚や爪と違って，一度傷つくと再生が難しい．
- 生まれたときに授かった脳の神経細胞の数は死ぬまで増えることはないが，出生時に脳重量が400gであったものが，成人で約1,400gに増加するのは，脳の神経細胞の軸索の髄鞘化とシナプスの形成が進むためである（❹）．
- 生きるための脳（脳幹，延髄，大脳辺縁系など）は，五感（視覚，聴覚，触覚，嗅覚，味覚）から脳に入る刺激を繰り返し受けることで育っていく．中でも大切なのが「概日リズムに従う」ことで，朝起きて日の光を浴び，夜は早く寝

> **髄鞘化**
> 神経細胞同士が信号を送るのに使う軸索という線維が髄鞘という絶縁体で包まれることを髄鞘化と呼ぶ．また，髄鞘化は後頭葉から始まり，より高度で複雑な思考を担うとされる前頭葉へと進んでいく．

❹ 神経細胞

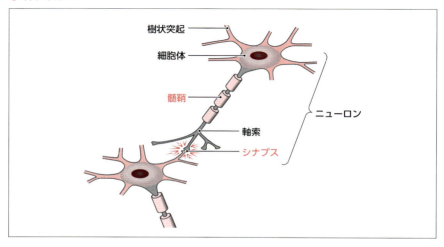

て十分睡眠をとることが大切である（睡眠中に脳の海馬で記憶情報が整理される）．
- 脳は順序を経て発達していく．砂遊びを例にとると，2歳頃は一人で遊んでいるが，4歳頃になるとトンネルや山をつくるなど「関連のある目標」に沿って遊び，5歳頃になるとトンネルに水を流すなど，仲間との「共通の目標」に沿って遊ぶようになるのは，脳の発達によるものである．
- 脳は酸素とブドウ糖を補給しながら活動している．脳細胞への栄養補給は血液によって行われる．大人の心臓は1分間に5リットルの血液を押し出し，安静時はその15％が脳を流れているので，1時間で45リットルが流れていることになる．いかに脳が大量の血液を必要としているかがわかる．

神経細胞と神経ネットワーク

- 1つの神経細胞からは，長い軸索と，木の枝のように複雑に分岐した短い「樹状突起」が伸びている．これらの突起は，別の神経細胞とつながり合い，複雑なネットワーク（神経回路）を形成している．神経細胞は，細胞体と軸索と樹状突起で1つの単位として考え，ニューロン（神経単位）とも呼ばれる．他の神経細胞との接点をシナプスという．軸索は髄鞘（ミエリン鞘）と呼ばれる，絶縁体の鞘で覆われている．脳の中では軸索が密集しているが，電気信号が混ざってしまうことがないのは，髄鞘のおかげである．
- 10歳頃までには，ほとんどのシナプスの連結は完成する．なお，0～3歳までは模倣の時期であり，大人は口でがみがみ言うのではなく，立派な人間としての態度を示すことが重要である．4，5歳はやる気を伸ばす時期であり，この頃から10歳までは自主的に思考し意欲的に創造する時期である（時実, 1969）．
- シナプス形成の個人差は，一人ひとりの育ち方であり，どのような回路ができるか，人格，感情，思考，行動等で違ってくる．
- 脳の神経細胞が個々に独立して機能を発揮するのではなく，お互いにつながり（回路）をもって総合的に機能を発揮する．時実は，1個の神経細胞は他の1,000個の神経細胞とつながり（シナプスの形成）をもつようになることを指摘している（例：1台のパソコンからインターネットを介して世界の情報を得たり，メールで意思の疎通ができる仕組みと似ている）．
- 脳の発育は他の身体器官の発育に比べて非常に早い（脳の神経系は3歳で80％完成）．
- 家電品を例にとると，いくら部品があっても配線がつながらないとエアコンや洗濯機は動かない．それと同様に，脳も脳神経細胞の軸索が髄鞘化し伸びて他の脳神経細胞とのシナプスを形成し，ネットワークをつくることによって情報を伝達している（❹）．
- ネットワークが完成する時期は脳の場所によっても違う．高次な機能を果たす場所ほど完成は遅い．

【文献】
時実利彦．目で見る脳．東京：東京大学出版会；1969．

【文献】
今塩屋隼男．障害児保育総論．大阪：保育出版社；2006．

- 脳の神経細胞のようなハード面は遺伝が関与しているが，ソフト面（ネットワークの形成）は遺伝だけでは決まらず，環境面（人，物，環境，栄養等）のかかわりが深い．
- 大脳皮質は，人間として大切な働き（理性，創造，判断，意思など）があり，表面には「シワ」がある．このシワは，進化の過程で頭蓋骨に収まるようにするために生じたといわれており，伸ばすと新聞紙1枚ほどの面積となる．
- まず，人は「生きている」という命の保障があって，次に本能行動と情動行動の「たくましく生きていく」が発達し，そのうえで「うまく」「よく」生きていくという適応行動や創造行動が発達するのである．大脳辺縁系の本能行動の1つに集団欲求がある．ヒトは，孤独に置かれると精神的，肉体的に異常状態となる．集団欲求を満たすための，最も基本的で効果的な手段として，皮膚の圧迫（肌の触れ合い，スキンシップ）がある（❺）（時実，1969）．

- 発達という変化は単純に量が増える量的変化ではなく，質的な変化を含む過程と考えられている（H・ウェルナー，B・カプラン，2015）．子どもの脳は大人と違って発達途上期である．
- 子どもの発達は，直線状に発達するのではなく，らせん階段をそれぞれのペースで休んだり回り道をしたり，時には下りながらも少しずつ上っていくイメージである．したがって，子どもの成長は，毎日の変化に気づかないくらいゆっくりしており，時には停滞したり，また後退したりすることもある．しかし，そうした変化を繰り返しながら，あるとき気づいてみると，子どもは確かに以前より高い水準に進んでいるのである．

【文献】
H・ウェルナー，B・カプラン著．柿崎祐一監訳．シンボルの形成．東京：ミネルヴァ書房；2015．

❺ 生の営みとしての脳

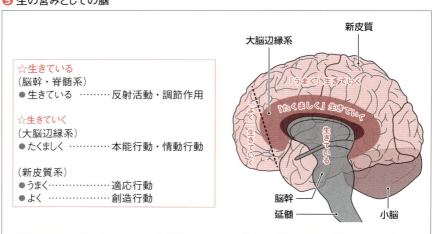

時実利彦．目で見る脳．東京：東京大学出版会；1969．（p.27より一部加筆）

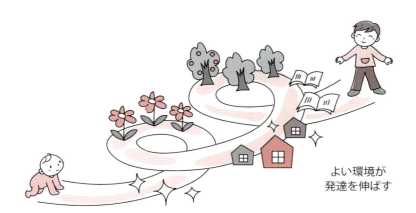

よい環境が
発達を伸ばす

- 子どもの発達には2つの要因が絡み合っている．1つは，もって生まれた素質と，もう1つは環境である．特に，大脳新皮質（新しい脳）は環境の影響を受けやすく，脳機能は「氏より育ち」といわれ，ここに保育や教育の意義が大きいと考える．

【文献】
時実利彦．脳と保育．東京：雷鳥社；1974．

❷ 概念の形成 → 子どもの思考は具体的から抽象的に発達する

- **概念形成とは，ある事柄について「これは○○だ」とイメージする力**である．子どもの概念形成は，大人と違って五感を使って，言葉で言い換えて，経験を積み重ねて獲得する．
- 「概念形成ができる」ということは，脳の発達における大切な要素である．子どもは，言葉をかけてもらったり，聞いたり，実行したりする中で，真似て覚えると同時に，どのような状態で使うのかも学習する（❻）．
- この時期に形成された概念が，その人の思考の根本を形成するともいわれている．五感を十分使って身体で獲得した概念は，言葉だけによって獲得した概念に比べて，一瞬の行動を決定する力の源になるといわれている．

❻ 乳幼児時期の概念形成のプロセス

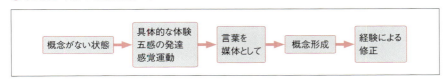

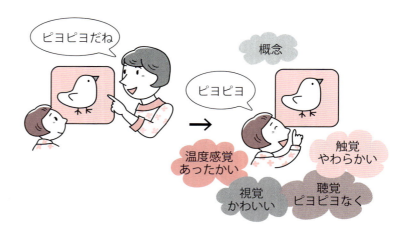

- 距離の推測，速さや高さの推測，温度の推測，時間経過，重さや大きさなど，目に見えないもののイメージをつかんだり，識別したりする能力の獲得には，繰り返しの体験が重要となる．
- 乳幼児期に多領域にわたる脳機能を高頻度にかかわってできあがった概念は，その後の人生の思考力や判断力に影響する．

3 子どもの概念形成に大切なこと

①繰り返しの重要性
- 子どもの概念は「無」の状態から始まるので，飽きることもなく同じことを繰り返す．子どもが安心できるモデル（親や保育者など）によって安心した環境で，言葉がけをしてもらいながら楽しく集中できる体験をする（例：おもちゃを何度も落としてみる．気に入った絵本を何度も読んでもらうなど）．

②体全体（特に五感）で感じる
- 言葉と連動した五感の体験は重要である．たとえば，子犬に触れた子どもは，「やわらかいなぁ」「ワンワン，なく」「こわいなぁ」「あたたかいなぁ」「うごくなぁ」「舌でぺろぺろ」などと，子どもが対象を理解することを全身を使って行う．

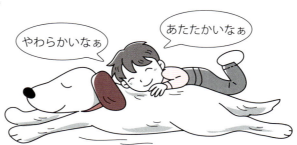

③好奇心の役割
- 未知の出来事には好奇心がわく．大人に比べて知識量の少ない子どもは一般に，好奇心が旺盛である．

④学習（概念の修正）
- 子どもは，ネコ（動物）に威嚇されたり，けんかや妥協，仲間割れなどいろいろな体験をしていく中で，日々概念の修正を図りながら社会性を身につけていく．
- 概念形成ができる就学前ぐらいになると，頭の中でイメージをつくることが比較的容易になり，「内言」が確立して，おしゃべりが減ってくる．また，自分の体験をさらに深めるために図鑑などで調べ，積極的に学ぶことに対し意欲的になってくる．

> **内言**
> 言語の形を伴わず，発声せずに，頭の中で使う思考や概念や言葉のこと．

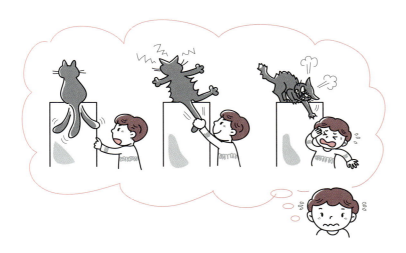

⑤遊びは発達を促す
- 大人は，子どもがディスプレイ機器の刺激や楽しさに夢中になる前に，多くの体験の場を提供する責任がある（例：仲間と遊んだり，おしゃべりをしたり，動植物を見たり，運動遊びをするなど）．
- **子どもにとって遊びは学びの場**である．月齢や年齢に合った遊びで，好奇心をくすぐる．
- **遊びは，運動機能，五感，言葉の発達を促す**．最初は受け身的であるが，慣れてくると自分から進んでする能動的な遊びに発展する．また，子どもは大人や年長児の模倣をする．

子どもと IT 機器

　今日,子どもは IT 機器(テレビ,ゲーム機,パソコン,携帯電話など)を通した大量の電子情報により概念形成をしている.主に視覚や聴覚を使うが五感のすべてや身体活動を活用することはあまりない.IT 機器は乳児でも興味をもって見るが,機器からの一方的な働きかけは,子どもにとって非応答的である.さらに,まだ未熟な子どもの脳には負担が大きい.また,ゲーム機などで繰り広げられる映像は架空の世界であり,現実離れを引き起こしやすい.

《日本小児科医会からの提言》
- 2 歳までのテレビ・ビデオ視聴は控えましょう.
- 授乳中,食事中のテレビ・ビデオの視聴は止めましょう.
- すべてのメディアへ接触する総時間を制限することが重要です.1 日 2 時間までを目安と考えます.テレビゲームは 1 日 30 分までを目安と考えます.
- 子ども部屋にはテレビ,ビデオ,パーソナルコンピューターを置かないようにしましょう.
- 保護者と子どもでメディアを上手に利用するルールをつくりましょう.

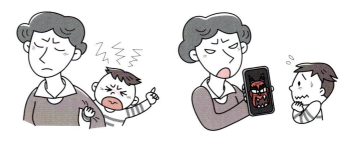

参考:日本小児科医会「子どもとメディア」対策委員会.「子どもとメディア」の問題に対する提言.2004.

- 子どもは遊びの中で,「やってみたい」「少しできた」「うまくできた」という達成感や有能感を味わいながら,さらに関心をもったことにチャレンジするのである.
- 子どもにとって魂を揺さぶられる体験は,体の中から湧き上がる自己表現（言葉になったり,飛び上がったり,歌ったりなど）として出てくる.
- R・カーソンは「子どもにとっても大人にとっても,『知る』ことは『感じる』ことの半分の重要ささえももっていない」と,驚きによって心の窓を開く重要性を述べている.

> **R・カーソン（Rachel Louise Carson）**
> 農薬汚染問題を取り上げて1972（昭和47）年の国連人間環境会議のきっかけとなり,人類史上において,環境問題そのものに人々の目を向けさせ,環境保護運動の始まりとなった人物.

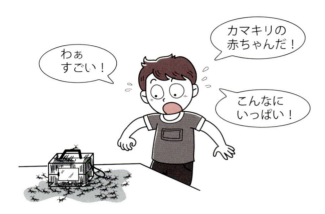
〈ある朝 カマキリの孵化を見て驚く様子〉

- 想像を楽しむ遊びとして,「ごっこ遊び」は前頭葉の活動を高める可能性が示唆されている（川島, 2003）.
- 「ボタンがはめられない」「靴のひもが結べない」など,手先が不器用な子どもの<u>協調運動</u>を育てるために,手遊びやお手玉など,<u>体性感覚</u>の認識を促す遊びを取り入れる.

【文献】
川島隆太. 脳を育て, 夢をかなえる. 東京：くもん出版；2003.

> **体性感覚**
> ▶体性感覚とは触覚, 温度感覚, 痛覚の皮膚感覚と, 筋や腱, 関節などに起こる深部感覚からなる. 皮膚感覚は体の表面における感覚であるのに対し, 深部感覚とは体の内部の感覚を意味する. 深部感覚は〔固有感覚〕とも呼ばれ, 筋, 関節, 腱からの働きの情報により, 身体の位置や運動, 重さ情報が得られる（部位は頭頂葉）.

> **協調運動**
> 1つの目標に向かって身体の複数の機能が同時にタイミングよく動くこと. 協調運動は4歳後半以降急激に獲得する. この時期は運動学習の発達過敏期（＝レディネス）である（例：手で回しながら飛ぶ縄跳びや風船つきなど）.

- 従来, 子どもは外で仲間と走り回っていたが, 最近はテレビゲームの普及で室内遊びや一人遊びが増え, 体を動かす機会が減ってきている. 運動学習の発達過敏期（レディネス）までに多様な運動遊び（歩く, 走る, 跳ぶ, 登るなど）で体を使うことが重要である（一日の歩行距離のおおよその目安は「年齢×1km」で2歳であれば2km）.

4 情動の発達 → 悲しみ・怒り・嫌悪・驚き・喜びなど

- 人は誕生したときから「充足」「興味」「苦痛」の感情を備えている(❼).
- 3歳頃になると，感情の表出は，ほぼ大人と変わらない.

❼ 3歳頃までの情動の発達の様子

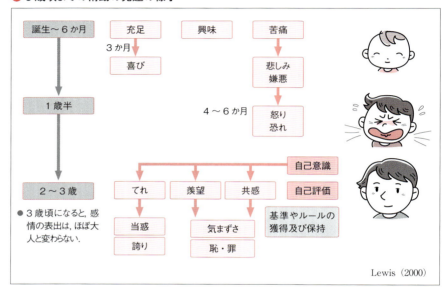

Lewis（2000）

【文献】
繁多進．乳幼児発達心理学．東京：福村出版；1999．

【文献】
Borke, H. Interpersonal perception of young children: Egocentrism or empathy?. Developmental Psychology；5(2)：263-269．1971．

➡「2章 発達と障がい 2-1 発達（development）とは ③乳幼児期（0～6歳）の重視すべき視点」

【文献】
柏木惠子．幼児期における「自己」の発達 行動の自己制御機能を中心に．東京：東京大学出版会；1988．

- 他者の感情表出の認知について Borke が行った研究では，「楽しさ」について4歳児の約90％が人の表情から感情経験を適切に判断することができ，「悲しみ」についての判断は，4歳児の約半数に認められ，6歳児の80％以上が表情から適切な判断をした，という報告があった(Borke, 1971)．他者の感情経験の推測ができるには，内的な心的世界を推測する能力が求められる（心の理論）．
- 人の感情をつかさどっているのは，大脳辺縁系の一部である1.5cmほどの**扁桃体**である．扁桃体は，情動反応の処理と短期記憶において主要な役割をもち，感情の処理，直観力，恐怖，記憶形成，痛み，ストレス，特に不安や緊張，恐怖において重要な役割を担っている．
- 扁桃体は，記憶や学習の中核となっている海馬とつながっており，海馬の視覚，聴覚等の記憶から快・不快の感情を想起する(❽)．
- **扁桃体は，五感を通して入ってきた情報の情動反応を処理する**．また，**海馬**も，大脳辺縁系の一部で記憶の中核となっている．海馬は，睡眠中に必要な情報を取捨選択し，大事な情報は大脳皮質に送る．**扁桃体と海馬は相互に情報を交換**しており，喜怒哀楽の体験は，記憶に残っていることからもこのことがいえる．
- 柏木によると，感情を制御する行動は，年齢が上がるに伴いほぼ直線的に強

❽ 扁桃体と海馬

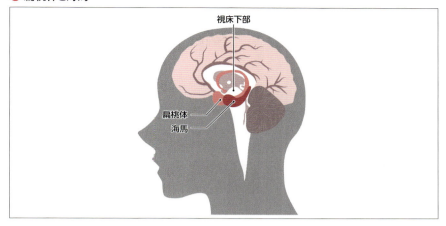

まると述べている(柏木,1988).自分の感情をコントロールする能力と,相手の気持ちを考える能力は良好な人間関係を構築するうえで欠かせない.社会生活を送るうえでも「並んで順番を待つ」など感情を制御・抑制することは,社会的に望ましいとされる社会規範である.

- 子どもが上手に感情をコントロールするということは,抑制するときは抑制し,主張すべきところは主張しながら,子どもの**不快感情の社会化**を促すことが大切である.そのためには,大人が子どもの言い分を聞き(**受容・傾聴**),子どもの気持ちに寄り添い(**共感的態度**),子どもの気持ちを代弁することによって,子ども自身も自分の感情を自覚できるようになる能力が養われ,自己抑止力が働くようになるのである(感情と行動の区別.例:「遊びたい,でも,今は我慢しよう」など).

 演習　子どもの気持ちを察してみよう！

昼食の支度をしている母親のところに,3歳半の男の子がブロックで遊ぼうとしつこく声を掛けてきたが,母親が「後で」と言うとブロックを投げつけてきた.この場面では,どんな言葉が大人に求められるだろうか？

ヒント：子どもの思いに共感し,どうしたらよいか行動の指導をする.

① 「どうして投げてしまったの？」（子どもの思いを聞く）
② 「遊んでもらえなくて,悲しかったのね？」（子どもの気持ちを代弁する）
③ 「そういうときはさみしいって言おうね.そうしたら一緒に食事の支度をしたり,歌を歌ったり……ほかの方法を考えようね」（子どもが少し落ち着いたときの言葉）

2-3 脳の発達と障がい

> **学習のねらい**
> 1. 脳の働きと障がいについて学ぶ．
> 2. 発達障がいの特性と基本的な対応について考える．

1 脳の機能障がい

- 脳が損傷を受けると，さまざまな機能障がいが起こる．障がいの範囲は，昏睡のような意識消失から**せん妄**のような**見当識障がい**，注意力の欠如や，さらには運動障がいまで多岐にわたる．
- 脳の機能障がいの種類と重症度は，脳が受けた**損傷の範囲，部位，原因となった病気の進行速度**によって決まる．機能障がいは，広範囲(低血糖や血中酸素の減少，脳炎など)のことも，特定の領域に限定(脳卒中，脳腫瘍など)して起こることもある．
- 発達障がいは，先天的な脳機能の障がいで，想定される時期に年齢相応の発達が見られない，または年齢相応のスキルが獲得できないことで起きる障がいを指す．その症状は通常，低年齢において発現する(「発達障害者支援法」)．

脳と障がい

- 胎児期，新生児期から乳幼児期にかけて脳の発達は目覚ましい．この時期に脳の発達を阻害するような要因(例：低酸素状態，核黄疸，ホルモン異常，外傷など)が働くと，種々の発達障がいが起きる．子どもの脳機能は，可塑性に富み復元力をもっている反面，発達障がいをもたらしやすい状態にあることを知っておく必要がある．
- 子どもが発達するうえで，環境からの働きかけはいつでもよいというものではなく，ある機能を獲得するための適切な時期があると考えられている．その時期のことを「臨界期」あるいは「敏感期」と呼ぶ．臨界期の典型的な例はローレンツ(K. Z. Lorenz)やヘス(E. H. Hess)によって明らかとなった鳥類の「**刻印づけ**」がある．

せん妄
意識障がいが起こって大声を出したり，そわそわ動き回ったりなど，頭が混乱した状態のこと．

見当識障がい
場所，人，時間がわからなくなる状態のこと．

刻印づけ
K・ローレンツは鳥の雛が孵化後に動くものを親とみて後を追う現象を見いだした．このように，「刻印づけ」とは，特定の時期に特定の刺激によって生じた反応が半永久的に消失しない現象で，「刷り込み」「インプリンティング」とも呼ばれている．

- 乳幼児期特有の原始反射が消失するのは脳機能的には消失ではなく，大脳皮質が反射を抑えている．したがって，これらの反射が加齢とともに消失しなかったり，消失の後，再び出現する場合は，専門機関で診てもらう必要がある．
- 体重などの発育は目に見えやすいが，発達障がいの発達の偏りなどは，成育歴や生活の様子，さまざまな検査(心理検査，知能検査，発達検査など)を行って総合的な判断が求められている．
- 人の脳には部位ごとに役割があり，その中に社会的な活動をするために使う部位がある．特に，扁桃体，紡錘状回，上側頭溝，前頭葉のような部位に異常が起きたり働きが弱かったりすると，人の表情や感情がうまく理解できないのではないかといわれている．

2 肢体不自由と基本的な対応

- 肢体不自由とは，四肢(手・足)，体幹(胴体)が不自由で，程度の差はあるが，通常のように動かせない状態が続いていることである．肢体不自由に該当する場合は，「身体障害者手帳」の交付(1級から6級までの等級に区分)を受けることができる．
- 肢体不自由の起因疾患には，脳に関するもの(水頭症，脳性まひなど)，脊髄に関するもの(二分脊椎など)，末梢神経に関するもの(ギラン・バレー症候群など)といった神経系に関するもののほか，筋肉に関するもの(進行性筋ジストロフィなど)，骨に関するもの(骨形成不全など)がある．
- 人の随意運動(自分の意思で動かす)は，①脳からの命令が出て，②脊髄に降りていき，③末梢神経を介して，筋肉に伝えられる(❾)．

> **ギラン・バレー症候群**
> 細菌，ウイルスなどに感染した約1〜3週間後に「両足に力が入らない」「しびれる」などを発症する自己免疫疾患．

❾ 随意運動の機序

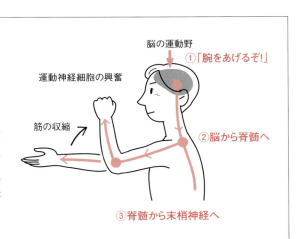

- 筋肉が収縮すると，筋肉がついている骨が引っ張られ，関節の動きが生じる．
- 自分の意思に基づく運動は，脳や脊髄や神経，骨が一体となって，随意運動を行い，日常生活を営んでいる．したがって，どの部位(①脳，②脊髄，③末梢神経等)に問題が起きても，結果として生活に支障が出ることとなる．

- 全出生数に対する低出生体重児(2,500g 未満)の割合を見ると，男女共に増加傾向であったが，近年は横ばい状態となり，平成 28 年度の低出生体重児の割合は，男 8.3%，女 10.6% であった(人口動態統計，2018).
- 低出生体重児は，身体的に未発達な状態で生まれてくる場合が多く，動脈管開存症，呼吸窮迫症候群，新生児仮死，慢性肺疾患，貧血のほか，未熟児網膜症といった合併症を起こしやすいリスクがある．また，正常産に比べると脳性まひ等の発症のリスクも高い．
- 肢体不自由児の多くは，出生時より運動障がいがあり，その状態で環境と相互作用をもちながら発達していく．
- 通常，1〜3 か月の乳児は親からの受動的な刺激が大半を占めているが，4 か月頃になると自分でおもちゃに手を伸ばすなど，能動的に周りの環境に働きかけることが多くなる．
- 運動障がい等があると，子どもは世話を受け続ける結果，受け身になりがちとなるため，能動的に環境に働きかけをしようとする芽を育てる必要がある．
- そのためには，周りの大人が先回りしすぎないように，「何ができて」「何ができないか」をよく見極めて支援することが重要となる．

肢体不自由児の体の動きにおける課題

▶姿勢の保持や変換がうまくいかない．

▶移動動作(四つ這い，歩く，走るなど)がうまくいかない．

▶体幹がうまく支えられない(首が座らない，円背になるなど)．

▶手がうまく使えない．

肢体不自由児に対する基本的な対応

- 子どものもっている能力を最大限に発揮させ，育成することが大切である．
- かかりつけの専門機関の医師，理学療法士，作業療法士等と連携して指導を受け，体の動きの改善を図り，自分でコントロールできるように援助する．
- 専門家と連携を図りながら，異常な骨格筋の緊張を和らげるなどの動作の改善を図り，変形や拘縮，脱臼などの二次的な課題を防ぐ．
- 子どもが，「したい」「やってみたい」と思う活動を一緒に考える．そのときの配慮点は，みんなと同じようにはできないが，"少しの援助"でできる活動であることが，子どもの意欲を引き出しやすい．たとえば，子どもに手の運動障がいがあって「あと，少し」手を伸ばすと届きそうな場合など，子どもの意思に合わせて，少しずつ肘を押し出してあげるなどの最小限の援助はよいが，その際に事前に子どもや保護者の意向を確認することが大切である．

- 運動は，さまざまな動きの分化が大切で，動きの組み合わせによってあらゆる動作が可能となる．たとえば，食事や書字などは，手の動きを目で追う視覚と手の動きの協働が必要になってくる．また，手のひらを上に向ける動作は，洗顔や歯磨き，衣類の着脱，スプーンの使用などに関係してくる．
- 運動障がいの子どもが通常の保育所や幼稚園で生活する場合，個々の状態に応じた生活上の困難な面に，特別な配慮がある援助が必要である（たとえば，車椅子に対応したトイレ，手洗いなど）．
- 運動障がいをもった子どもは，他児と同じ動きが困難であっても，「共にいる生活」で感動や喜び等の感情の交流があることから，自然な対応をとることが大切である．
- 障がい種別に見た身体障がい児（18歳未満）数を❿に示す．

❿ 障がい種別に見た身体障がい児（18歳未満）の状況

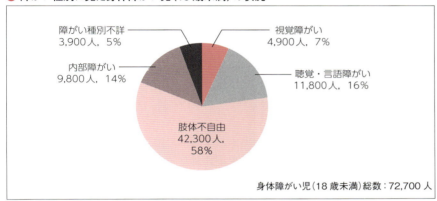

参考：厚生労働省　社会・援護局障害保健福祉部「平成23年生活のしづらさに関する調査」

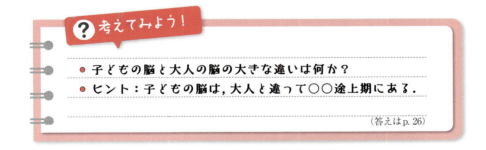

- 子どもの脳と大人の脳の大きな違いは何か？
- ヒント：子どもの脳は，大人と違って〇〇途上期にある．

（答えはp.26）

3 発達障がいとは

- 発達障害者支援法第2条において「発達障害」とは,「自閉症,アスペルガー症候群その他の広汎性発達障害,学習障害,注意欠陥多動性障害その他これに類する脳機能の障害であってその症状が通常低年齢において発現するものとして政令で定めるものをいう」と定義している(発達障害者支援法の最終改正2016〈平成28〉年).
- 発達障害者支援法が施行されてから,発達障がいが福祉サービスの対象となった.
- 2002(平成14)年の文部科学省調査では,特別支援教育に在籍する発達障がいの生徒は1.2%で,2012(平成24)年には1.4%で増加傾向にある.
- 発達障がいの場合,程度が重い場合や他の障がいを併せもっている場合は早く発見されるが,軽い場合は本人も周囲も気づくのが遅くなり,「怠けている」「困った子ども」などの誤解を受けやすく,支援の開始も遅くなる.
- 発達障がいは,大きく分けて,広汎性発達障がい(PDD),注意欠陥多動性障がい(ADHD),学習障がい(LD)の3つに分類される(⓫).
- 広汎性発達障がい(PDD)は,①言葉の遅れ(アスペルガー症候群にはない),②対人関係がうまくつくれない,③コミュニケーションがとりにくい,④パターン化した行動やこだわりがある,⑤想像力の欠如などの特徴がある.なかでも,アスペルガー症候群は幼児期に言葉の遅れがないために発見が遅れることがある.

* PDD(Pervasive Developmental Disorders).

* ADHD(Attention Deficit / Hyperactivity Disorder).

* LD(Learning Disability).

⓫ 代表的な発達障がい

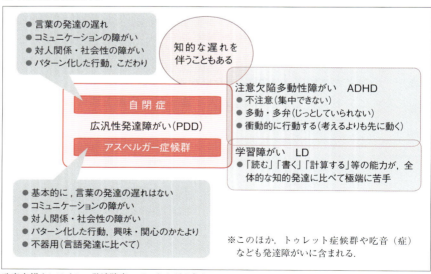

政府広報オンライン.発達障害って,なんだろう?.

診断名の違い

現在，精神医学の分野で通常使用されている診断基準として，米国精神医学会のDSM-5（精神疾患の分類と診断の手引）と世界保健機関（WHO）のICD-10（精神および行動の障害 臨床記述と診断ガイドライン）がある．最新のDSM-5では広汎性発達障がいという診断名から自閉症スペクトラム障がい（自閉スペクトラム症）に変更された．そのため，医療機関によって診断名が自閉症スペクトラム障がい（ASD）の場合と，広汎性発達障がい（PDD）と記載される場合がある．

なお，行政上のサービスを受けるための診断書（手当・年金・手帳申請など）についてはICD-10が使用されている．

本書では，ICD-10に基づいて「広汎性発達障がい」の疾患名を使用している．
現在日本は「ICD-10」を使用しているが2019（令和元）年5月にWHOの年次総会で「ICD-11」が承認された．

DSM-5
DSM（Diagnostic and Statistical Manual of Mental Disorders）は，精神障がいの分類を示す基準で，米国精神医学会によって出版されている．DSM-5は，その第5版のことで，日本語訳は「精神疾患の分類と診断の手引」である．

ICD-10
ICD（International Statistical Classification of Diseases and Related Health Problems）は，世界保健機関（WHO）によって公表されている疾病及び関連保健問題の国際統計分類のことである．ICD-10は，1990（平成2）年の第43回世界保健総会で採択された第10版のこと．

自閉症スペクトラム
米国精神医学会は，2013年に公開した「精神疾患の分類と診断の手引 第5版（DSM-5）」で，主に「広汎性発達障がい」と表現されていたものを「自閉スペクトラム症／自閉症スペクトラム障がい（ASD）」に変更した．

広汎性発達障がいの特徴

- **言葉の遅れ**があり，話された言葉をそのまま返す（オウム返し）や，セリフの棒読みのように抑揚のない話し方などがあったりする．また，ジェスチャーや表情などの非言語的コミュニケーションの手段は少ない．
- **対人関係の困難さ**があり，周囲の人と共感的・情緒的な関係を築きにくい．乳幼児期には，後追いをしない，呼ばれても振り向かない，また，視線を合わさないなどの症状がある．
- 抱かれるのを嫌がったり，体に触れられることには過敏に反応するが，けがの痛みなどに平気でいることもある．また，犬の吠える声や特定の音を嫌がる一方，ガラスや金属の擦れ合う音は平気でいられることもあるなど，**アンバランスな感覚**がある．
- **興味や活動の範囲が狭く**，手をひらひらさせたり，ひもを目の前でかざして振ったり，くるくる回ったり，上半身を前後に揺すったりするなどの**常同行動**がある．また，ミニカーを横一列に並べるなど同じ遊びを繰り返し，他の遊びや活動に興味を示さない．
- 知的障がいを伴った人もいるが，一部の機能が全体の能力と比べると不釣り合いなほど優れている人もいる．
- 変化に対する不安や抵抗が強く，物を置く位置，歩く道順，着替えの順番，日課やスケジュールなどにおいて，決まったやり方にこだわる．

▶広汎性発達障がい児のかかわり方のポイント

①社会性の発達
- たとえば，物の貸し借りや順番を待つなどルールが理解できず「ずるをしている」と誤解されたり，他児に関心がなく「一人遊び」や「感覚遊び」が多く，他児とのかかわりで社会性を学ぶ機会が困難となるので，<mark>保育者や保護者が適切に介入し，具体的（言葉，写真，絵カードなど）に教えることが求められる</mark>．

②こだわりに対して
- こだわりをなくすのではなく，不安を解消したり，他のものに関心を移し，こだわらなくてもよいと思えるような環境を考える．たとえば，偏食が強い子もいるが，<mark>わがままだと決めつけず，食べられる物を徐々に増やしていく</mark>という視点が重要である．

③類似概念と抽象概念の理解
- 類似概念（例：さんまとサケは共に魚である）と抽象概念（例：人間性や正直さなど）の理解が苦手なので，具体的にわかりやすく説明することが大切である．

④早期発見・早期支援が大切
- 保健センター等での乳幼児健診を受けることは大切である．一般の社会では，まだ，発達障がいに対する理解が不十分で，親の子育てのせいにしたり，もう少し様子を見ようと専門機関（保健センター，児童相談所，<mark>発達障害者支援センター</mark>，小児科など）に足を運ぶことに躊躇する保護者がいる．しかし大切なことは，障がいがあるから発達支援が必要なのではなく，障がいの有無にかかわらず，一人ひとりの子どもの発達に合わせた支援が大切であるという視点でとらえることが重要なのである．

注意欠陥多動性障がい（ADHD）の特徴

- ADHDは，①不注意，②衝動性，③多動性の特徴がある．これらの症状は，一見すると誰にでも当てはまるような部分ではあるが，米国精神医学会の「DSM-5」の診断基準では「症状が少なくとも6か月以上継続して見られ，それらの程度は不適応的であり発達の水準に相当しないもの」とある．また，「症状のいくつかが12歳以前に見られ，家庭と保育所等の2場面以上で観察されること」とある．
- たとえば，年齢不相応に，不注意傾向（人の話を聞かない，あっちこっちに注意が移る，忘れ物が多いなど），多動（じっとしていない，落ち着きなく歩き回るなど），衝動性（順番を待てない，後先考えず行動するなど）がある．
- 環境要因として親の入院や家庭内のトラブル等で，一時的に症状（不注意・衝動性・多動性）が出ることがあるので，子どもの状況を見極めて区別することが大切である．

発達障害者支援センター

発達障害者支援センターは、発達障がい者やその家族などに対して、相談・発達・就労支援や情報提供などを行う専門機関であり、各都道府県や指定都市に設置されている（発達障害者支援法第14条参照）．

- ADHDの合併障がいとしては，学習障がい（20〜30％），性格の偏りである反抗挑戦性障がい（40〜50％），いわゆる"不器用"の診断名である発達性協調運動障がい（40％程度）などがある．

▶注意欠陥多動性障がい（ADHD）児のかかわり方のポイント
- ADHDの子どもはいろいろなことに注意がそれやすいので，余計な刺激を取り除く（例：今，使用しないようなもの〈おもちゃなど〉は片付けて見えないほうが，注意がそれにくい）．
- 忘れ物が多い場合はチェックシートなどを作成し点検したり，物をなくしやすい場合は置く場所を定めたり，視覚による情報伝達の工夫をする．

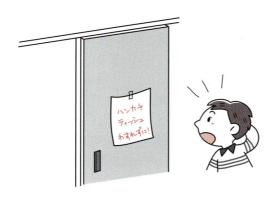

- じっと待つことができない場合，どんなときに集中できて，どんなときに落ち着かないかなど，アセスメント（課題分析）をしておく．また，注意を引き付ける手遊びや言葉がけをし，静かに待てたときは「お話，最後まで聞けて，えらかったね」など具体的にほめる．
- 先の見通しがもてる具体的な声掛けをする（例：「着替えたら，トイレ行ってね」「5つ数える間，待っていてね」など）．
- 会話は，聞き手と話し手が役割を交代するが，ADHDの子どもは一方的に思いついたことをしゃべってしまう傾向がある．それに対して，人が話し終わってから話に参加する，仲間に入れてもらいたいときは「入って，いい？」と声を掛けるなど，人とのよい関係を保つために，頭の中で考えてから行動するスキルを学習することが大切である．
- また，順番を待つことが苦手な子どもも多いが，順番を理解するには数の概念が育っていないと待つことが難しい．順番のように目に見えづらい概念は，目に見えるような工夫をする（例：「Aちゃん，Bちゃんの後でね」「砂時計の砂が全部落ちたらね」「時計の針がここまで来たらね」など）．
- 就学前は，どの子も目に見えない抽象的な指示を理解することは難しい．たとえば，「廊下は走らないで」と言われるより，「廊下は歩いてください」と言われたほうが理解しやすい．具体的に絵や写真でわかるように指示する．

> **アセスメント**
> 本人や家族，環境について情報を収集し，状況や要因との関連について分析し，全体的に理解し，解決への方向性を探る．

学習障がい(LD)の特徴

- 全般的に知的発達に障がいはないが,聞く,話す,書く,計算する,推論する能力のうち,特定のものの習得と使用に著しい困難を示すさまざまな状態を指すものである.その原因として,中枢神経系に何らかの機能障がいがあると推定されるが,視覚障がい,聴覚障がい,知的障がい,情緒障がいなどの障がいや,環境的な要因が直接の原因となるものではない(文部科学省:平成11年7月の「学習障害児に対する指導について(報告)」より).
- 学力全般においてつまずきを見せるというよりは,能力にアンバランスを見せる場合が少なくない.たとえば,聞いて理解するのは得意だけれども,読んで理解するのは苦手であるなどである.これらの背景には,内在する認知能力のアンバランスが影響していると考えられる.
- 聴覚障がいがないのに,言葉の聞き違いがあったり,長い指示の理解が難しかったり,集団場面で必要な情報を聞き取ることが困難であったり,集中して保育者や先生の話が聞けないなどという課題がある.
- また,視覚的な刺激を処理する能力につまずきが見られる場合,たとえば,「音読の際,行を飛ばしてしまう」「文字の細かい部分を書き間違える」「図形の判別ができない」など,視覚的な認知につまずく例が多い.
- さらに,記憶する能力も学習面には大きく関与してくる.記憶には保持される時間の長さによって,短期記憶や長期記憶がある.短期記憶に類似する概念として,ワーキングメモリー(作動記憶)がある.
- ワーキングメモリーとは,情報を一時的に記憶しながら並行して処理をする働きであり,学習に欠かせない働きである(例:繰り上がりのある2桁の計算,読解問題で設問を頭の隅に置きながら問題文を読み進める過程など).
- 学習障がいは,認知発達の偏りや教科間(得意・不得意)の差が見られるので,「やればできるのにやらない」などと,周りから怠け者として誤解されることもある.
- 子ども自身も叱られることで自己評価が低くなり,二次障がい(いじめ・登校拒否など)の引き金になることがある.
- 文章を読むときに1文字ずつ拾い読みし,文章として理解することが難しい.
- 文字の細部の違いがわかりにくく,「わ」と「ね」や,「め」と「ぬ」を間違えたり,漢字の書き取りが困難で,自分のイメージどおりに紙面に書くことが難しかったりする.

ワーキングメモリー(作動記憶)

ワーキングメモリーとは,「作動記憶」という名称のとおり,人が作業のために一時的に情報を記憶に留め,同時に処理すること.本の読解や,計算,感情のコントロールなどに大切な機能である.

▶学習障がい児のかかわり方のポイント
- LD固有の認知の仕方や情報処理の特性に配慮する．そのためには，「何ができて」「何ができないか」を把握することが重要である．
- 場所やルールなどを教える場合は，口頭の指示だけではなく視覚的情報を取り入れることが大切である．

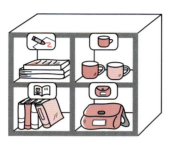

それぞれの棚の段に，入れるべきものをイラストで示す

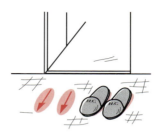

トイレのスリッパの脱ぐ位置や方向を示す

- 字を読めても書けないことがある．平仮名や漢字は読めなければ書くことは難しいので，まず読むことは，大人がモデルになって，楽しみながら読み聞かせをすることが手始めとなる．
- 読むことの発達以外に視覚認知の発達や目と手の協応運動や微細運動の発達が関連するので，点結び書き，なぞり書き，視写（見ながら写す），聴写（聞きながら書く）などするのも1つの方法である．
- 1, 2, 3といった数詞の学習，数そのものの比較や，水1リットルと5リットルなどの量の比較，東京ドーム何個分といった面積の比較，3日間は何時間かといった時間感覚などは，抽象概念の礎になっていく．
- 数と量のイメージが苦手だと，小数や分数のイメージがつきにくい．そこで，日常のお手伝いなどで，子どもに「リンゴを，2個もってきてくれる？」「トマトを，半分に切ろうか？」など，生活の中で数の概念に触れる機会をもつことが大切である．

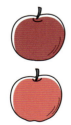
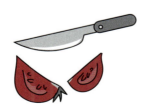

- ルールの理解や解釈も推論の一部であるが，社会性においても学習においても推論する力は重要である．
- **2つ以上の指示を出すと理解が難しい**．たとえば，「トイレ行ってから手を洗って食事にしましょうね」のように，いくつもの指示を一度に言わずに「トイレ行ってきてね」と言い，戻ってきたら「手を洗ってね」と言い，洗い終わってから「食事にしましょう」と言うと，理解しやすい．順番を絵カードで書いて貼っておくのもよい❷．
- 置く場所を定めたり，視覚による情報伝達の工夫をする．

❷ 指示を絵カードで示す

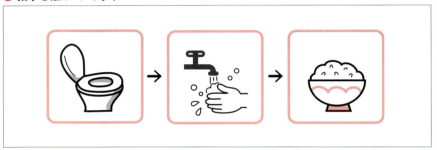

演習　類似概念や創造力を遊びの中でやってみよう！

4，5歳の子どもの視点で考えてみよう！

例：リンゴ・ブドウ・イチゴの，同じ点と違う点を探してみよう．
　　「では，トマトは果物？　野菜？　どっちかなぁ？」など……．

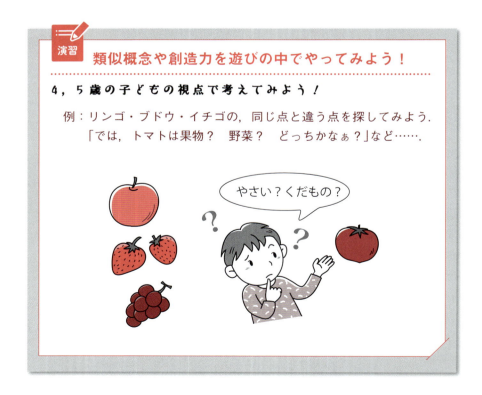

2-4 障がいの理解と発達の援助

> 🔍 **学習のねらい**
> 1. 発達への援助を考えるときに大切なポイントは何かについて学ぶ．
> 2. 感覚統合（固有感覚や前庭感覚，触覚など）とは「どういうことか」について考える．

- 保育者は，とかく診断名から見た保育計画を立てがちであるが，本人が感じている「障がい（生活のしづらさ）」と微妙にずれが生じることがある．
- 保育者や関係者が障がいの理解や援助をするうえで心がけなければならない点は，**診断名からくる症状で保育計画を立てるのではなく，一人ひとりの発達課題を確認し，生活力や生きづらさを十分にアセスメントする視点が重要である**．
- 子どもが成長するイメージを木にたとえると，立派に育てるためには「根」の部分，家であれば「土台」がしっかりしていなければ，いろいろな刺激を与えてもうまく育っていかない．

❶ 感覚統合へのアプローチの重要性

- 発達障害者支援法が2005（平成17）年に施行され，保育所や幼稚園では，ちょっと「気になる子」の課題や，対人関係面で課題を抱える「大人の発達障がい」等で，発達障がいは社会的に大きな関心を呼んでいる．援助方法はいろいろ出されてきているが，身体感覚アプローチによる**感覚統合**が注目され，療育や教育現場で活かされてきている．

> **感覚統合とは**
>
> ▶ 感覚統合とは，複数の感覚を整理したりまとめたりする機能のことである．
>
> ▶ 人の感覚には，五感（視覚，聴覚，嗅覚，味覚，触覚）に加えて，**固有感覚**（手足の状態，筋肉の収縮や関節の動きを感じる）と**前庭感覚**（身体の動きや傾き，スピードを感じる感覚）といった7つの感覚がある．感覚は，人それぞれに感じ方が違っている．
>
> ▶ 感覚統合は，次々と体に入ってくる感覚を整理する作業であり，たとえば，渋滞している道路の交通整理をするような脳の機能である．これがうまくいかないと，感覚の強弱や量を調節することができず，混乱する状態を引き起こすことになる．

感覚統合と発達の関係

- 私たちは日常生活において体を動かしたり，他人とコミュニケーションを取ったり，無意識に周囲の環境と調整を図りながら生きている．脳は日常的に受け取るさまざまな感覚を整理（感覚統合がうまくいく）している．
- 感覚統合療法は米国の作業療法士のエアーズ（A.J Ayres）が考案したものでLDや自閉症を含めた発達障がいのある子どもの療育の一つである．
- エアーズは，感覚統合がうまくいかないことを，情緒面，行動面，学習面，人とのコミュニケーションなどで「脳の中が交通渋滞になっている状況」と述べている．
- 子どもの発達は「頭部から尾部」へ，「粗大運動」から「微細運動」へと順序と方向性があり，まず首が据わり，そしてお座りをするためには，体のバランスを調整する前庭感覚と筋肉の動きを感じる固有感覚が育つことが大切である．
- さらに，体のバランスをとりながら，肩・上肢等を動かす粗大運動ができるようになると，10か月くらいで母指と人差し指でつかむ（ピンセットつまみ）微細な動きが発達し「小さなものをつまむこと」などができるようになる．
- 宮地は，粗大運動及び微細運動は姿勢保持にも関連があり，「他の子よりも動作が遅い」「食事や着替えなど身の回りのことができない」など，不器用という訴えの中には協調運動に問題があると述べている（宮地，2008）．
- 人の感覚には**意識的感覚**（五感〈ただし，触覚は意識する感覚と無意識的感覚の双方に関与する〉）と**無意識的感覚**（**固有感覚，前庭感覚，触覚**）がある❸．

【文献】
宮地泰士，辻井正次．協調運動の発達と発達性協調運動障害．総合リハビリテーション；36（2）：141-145．2008．

❸ 意識しやすい感覚と無意識に働いている感覚

感覚統合の視点で大切にする感覚は「触覚」「前庭感覚」「固有感覚」の3つである．これらは普段あまり意識しないで働いている感覚である．
触覚は皮膚を通じて感じる感覚で，①触れられたらわかる，②温度を感じる，③痛みを感じるなど，外からの刺激を感じる（意識）．一方，触覚は母親に抱っこされて情緒が安定する等，無意識に働く感覚もあるので触覚は意識と無意識の中間に位置する．

身の回りの情報（五感）（意識しやすい感覚）
- 視覚
- 聴覚
- 味覚
- 嗅覚

触覚 意識する感覚と無意識の感覚の双方に関与する

自分の身体の情報（3つの感覚）（ほとんど無意識に働いている）
- 前庭感覚：身体の傾きや回転　バランス・平衡感覚
- 固有感覚：手足の位置，体の筋肉の動きや関節の動作

①触れたらわかる
②温度を感じる
③痛みを感じる　→　意識

①抱っこされて情緒が安定　→　無意識

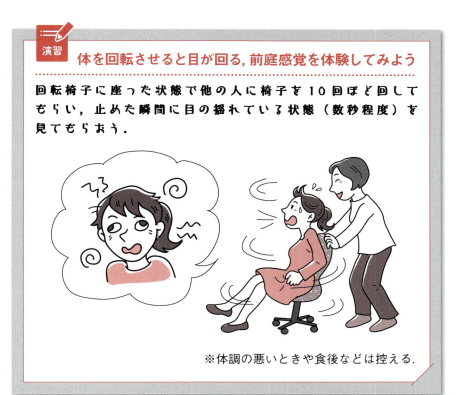

演習　体を回転させると目が回る，前庭感覚を体験してみよう

回転椅子に座った状態で他の人に椅子を10回ほど回してもらい，止めた瞬間に目の揺れている状態（数秒程度）を見てもらおう．

※体調の悪いときや食後などは控える．

- 感覚統合の視点で大切にしたいのが「触覚」「前庭感覚（平衡感覚）」「固有感覚」の3つである．この3つの感覚は自覚しにくいため，不適応行動が感覚のつまづきによるものだとわかりにくく，「不器用だ」「怠けている」などど誤解されることもある．

2　固有感覚・前庭感覚・触覚について

固有感覚 → 自分の体の位置や手にもった重さを感じる感覚

- **固有感覚**は，視覚，聴覚などと違って普段あまり意識することがない感覚であり，体の筋肉や腱，関節に「固有受容器」があって，体の四肢，体幹，頭がどのような位置関係にあるかを感じることができる．また，手にもった物のだいたいの重さを感じたりすることができるのも固有感覚である．
- 固有感覚が働くと自分の身体が意識できるので，**ボディイメージ**が形成されやすい．
- 肢体不自由児の場合など，体の動かしていない部分を自分で力を入れて随意的に動かすことは，固有感覚を活性化し周囲の環境に対する意識を高めたりする．

> **演習　固有感覚を体験してみよう**
>
> 目をつぶって実際にやってみよう！
> ①目をつぶったまま両腕を90度の直角に曲げてみる．
> ②目を閉じたまま右手の親指と人差し指で，左手の中指をつまんでみる．
> ③身近な物（本，鉛筆など）をもって，どのくらいの重さかわかるか．
> ④頭をぶつけないように，机の下にもぐることができるか．
>
>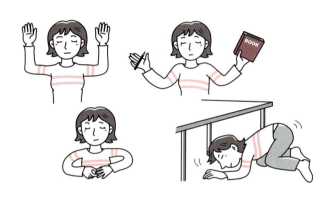

前庭感覚 → 姿勢を保つために必要な感覚

- **前庭感覚**とは，耳の奥にある三半規管と耳石器という器官で，この部分で重力や回転，加速，傾きや揺れを感じる．たとえば，①強めの前庭刺激は，人を心地よく興奮させる．②一方，軽めの揺れ刺激は，覚醒状態を下げ，心を落ち着かせる（❶）．
- 前庭感覚は，心を興奮させたり落ち着かせたりするだけでなく，筋の緊張状態を高めたり抑制したりする．また，姿勢を保つバランス反応にも大切な役目がある．
- 特に無意識的感覚が過敏もしくは鈍麻だと，体のコントロールが難しかったり，動かし方がつかめていなかったりする．
- 感覚を発達させ，環境とうまくつながることができると，基本的な身体の動作が無意識にできるようになり，言葉や知的活動にも影響する．

⓮ 前庭刺激の遊びの例

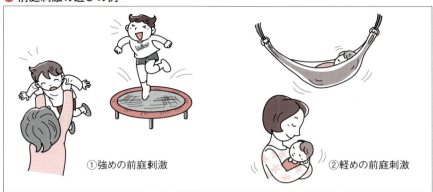

①強めの前庭刺激　　②軽めの前庭刺激

- 近年の子どもは，発達障がいの有無にかかわらず，テレビゲームなどの電子機器の普及で一人遊びが多くなり，仲間と体を十分に使った遊びが非常に少ない．
- 脳は「脳幹⇒大脳辺縁系⇒大脳新皮質」と下から上に発達していくが，下の脳幹や大脳辺縁系で発達が止まっていたら「快か・不快か」だけの判断で，人とのかかわりも限られた狭い範囲の人だけの交流となったり，また，物事の判断も先のことを考えず決めてしまうことが多くなる．
- 「人の役に立ちたい」などの思いやりや共感，「新たな知識や発見」などの思考，推論，創造性など，よりよく生きるための働きをする大脳皮質の発達を促すために，他者とのかかわりは重要である．

➡「2章 発達と障がい 2-2 脳の発達と構造」

触覚 → 赤ちゃんと人との関係は，触れ合うことでわかり合える関係に！

- 触覚は皮膚の表面にある触覚受容器を通して「ツルツルしている」「熱い，冷たい」「チクチクしている」「硬い，柔らかい」などを感じている．
- この触覚と運動時の固有感覚は密接な関係があり，特に物の硬さや重さは固有感覚で感じるので触覚とセットで機能している．
- 触覚は周囲の情報を得るだけではなく，情緒を安定させたり，人との関係を深める役目がある．触覚をベースに，赤ちゃんは親に対し「安心できる人」「信頼できる人」と受け止め，アタッチメント（愛着）が形成される．
- たとえば，赤ちゃんのニーズに合わせて，抱っこで話しかけたり，スキンケアをするなどの触覚刺激は，赤ちゃんにとってはとても心地がよい刺激となる．
- アタッチメントが形成されると，肯定的な人間観，自己像，世界観をもって，子どもは積極的に外の世界に働きかける．
- たとえば沐浴のときなど，心地よいお湯につかって，赤ちゃんは表情や身体をゆったりさせて，お母さんに気持ちがいいことを伝えてくる．お母さんは赤ちゃんの状態を手で感じ取り「ああ，気持ちがいいのね……」と思うのである．

- 2か月半も過ぎるとあやすと笑うので，一体感をもちやすい．しかし，子どもに触覚過敏があると抱っこをしようとしても身体をのけぞらせて嫌がったり，泣いたりすると，身体を通した親子の一体感を築くのが難しくなる．

触覚過敏の子どものかかわり方のポイント

- 人は触覚過敏の状態で生まれてきて，さまざまに体を使うことで筋力が付いてきて自然に過敏傾向は改善されていく．それには，手，足，体幹の深層筋を整えることが大切である（例：しっかり歩く，走る，腕や体幹で体を支えるなど）．
- 手指や足裏の触覚過敏があると砂場を嫌ったり，物をしっかりとつかむことが苦手な子がいる．手指の筋肉を使う運動（四つ這いなど）は，改善方法の1つである．
- 抱っこが嫌いな触覚過敏な子どもに対し，親子遊び（例：母親があおむけに寝た状態で子どもを腹ばいで空中に抱き上げ，上下に揺するなど）では子どもは，揺する刺激のほうに気がとられるので，抱かれていることに対して嫌がらない．
- 触覚過敏があっても揺れたり，回転したり，加速したりといった前庭刺激を好む子どもは多い．

深層筋
骨格に近い部分にある筋肉のこと．

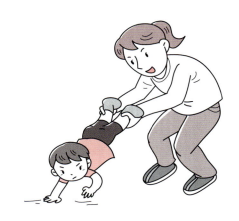

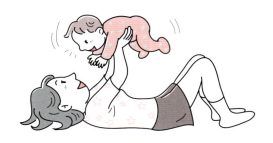

2-5 感覚統合の発達

> 🔍 **学習のねらい**
> 1. 感覚統合について学ぶ．
> 2. 感覚統合を発達させる遊びについて考える．

- 岩永は，感覚統合について「自己の身体および環境からの感覚刺激を組織化し，環境の中で体を効率よく使用することを可能とする神経学的プロセス，中枢神経系で生じる受容から環境との適応的な相互関係として示される一連の現象」と述べている（岩永，2013）．
- つまり，==感覚統合とは人間がこの地球上で生きていくために，体の内側・外側に起こるさまざまな感覚を脳が調整し，よりよく適応する働きをいう==．
- 私たちの行為や行動は，運動のみで行われているのではなく，もっている感覚すべてを総動員し，脳において調節され，ちょうどよい効率的な活動になる．そして，チャレンジした活動が成功したときの達成感が大切であるといわれている．

【文献】
岩永隆一郎. OTの臨床実践に役立つ理論と技術. 作業療法ジャーナル；47(7). 東京：三輪書店；2013.

📝 **演習　私たちの体にはどんな感覚があるか調べてみよう**

五感のほかに固有感覚，前庭感覚があるが，2章 2-4 ①を振り返ってみよう！

例1：「コーヒーを飲む」という行為から，どんな感覚を使っているか考えてみる（⑮）．
① 椅子に安定した姿勢を保って座る（固有感覚，前庭感覚）．
② コーヒーの香りがする．コーヒーを見る（嗅覚，視覚，前庭感覚）．
③ カップに腕を伸ばしていく（視覚，固有感覚）．
④ カップの大きさや固さ・重さに合わせて，手を調節してつかむ（固有感覚，視覚，触覚）．
⑤ 口にもっていき，飲む，「温かい」「おいしい」（固有感覚，味覚，口の中の触覚）．
⑥ カップをテーブルに置く（固有感覚，視覚，聴覚）．

例2：ブランコに乗っているとき（⑯）は，どんな感覚が働いているのか考えてみる．
落ちることなく，揺れを楽しみながらブランコに乗っている．この状態が，感覚統合がうまくいっているという．怖くて，体が硬くなり落ちてしまうと感覚統合はうまくいっていない．

➡「2章 発達と障がい 2-4 障がいの理解と発達の援助 ①感覚統合へのアプローチの重要性」

❶❺ コーヒーを飲む行為

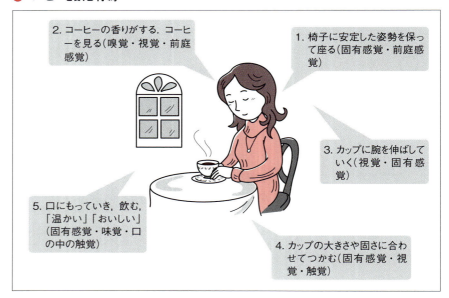

❶❻ ブランコに乗る行為

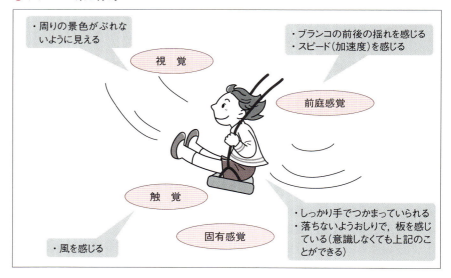

1 感覚統合と発達

- **感覚統合の発達には，豊かな「感覚・運動」の経験が必要である**．それはただ体験すればいいというものではない．ピラミッドのように，土台となる「聴覚・前庭感覚・固有感覚・触覚・視覚」を土台とし順序立てられた発達が大切である❶．
- 子どもは次第に 身体図式，運動企画 を発達させる段階になり，自分と外界との位置関係を理解したりする．また両手遊びなどを通して遊びの達成感や成功感を得ることで感情も情緒も安定してくる．
- 目で見たところに正確に手指がいく（巧緻運動），形や音が区別できるなど視覚や聴覚がよく働き，物に直接手が触れなくても，イメージで操作できるようになる．さらに言葉の発達により，人との交流が盛んになり，**感覚統合の最終産物である情緒の発達をベースとした「活動の集中」「友達との協力」「自分を大切に思う自尊心」**が芽生えるのである．

> **身体図式**
> 狭いところでもぶつからないで通り抜けることができるように，自分の身体の大きさや形，その機能が脳に組み込まれていること．

> **運動企画**
> 今まで経験したことがない運動を，意識せずに順序よく組み立てて実行すること．

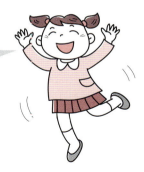
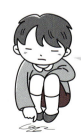

感覚統合がうまくいっているときの子どもの反応
- 行っている活動が最後まで一人で達成できる．
- ⇒そのときの気持ちは，楽しい，うれしいなど満足感があり，もう一度したいと思い活動を繰り返すことができる．

感覚統合がうまくいっていないときの子どもの反応
- 行っている活動が失敗して最後までできない．
- ⇒そのときの気持ちは，楽しくない，つまらない，悲しいなどと思い，活動が続かない．場合によっては不快感・失敗感が記憶に残る場合がある．

❶ 感覚統合の発達を示す積み木のモデル

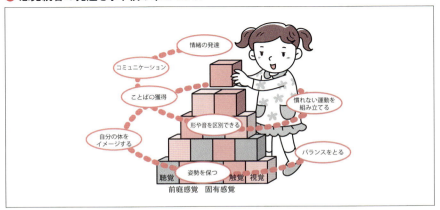

土田玲子監．石井孝弘，岡本武己編．感覚統合Q&A 改訂第2版 子どもの理解と援助のために．東京：協同医書出版社；2013．

2 感覚統合と日常生活動作

- 保育において必要な課題の1つが「基本的生活習慣の確立」である．「基本的生活習慣」とは日常生活動作を基盤とした，人として生きていくための社会的な習慣（習慣とは，あることが繰り返し行われた結果が定着したもの）である．
- 子どもは，育児や遊びを通して成長していくが，その過程はまさに感覚統合の発達でもある．私たちが生きていくうえでの基本的な生活動作は，食事，衣類の着脱，排せつ，整容，移動，睡眠であり，環境（人や物）とのやりとりの結果である．

演習　日常生活における母子のやりとり

お母さんが赤ちゃんの着替えをさせています．どんな場面か想像してみましょう！

▶このやりとりは決して一方的ではなく，子どもの反応を母がキャッチして，さらに声掛けし促していく．そこには母親の感覚統合（子どもの様子を感じ，触れ方や力の入れ方を調節する）も存在する．つまり，母親も子どもに育てられているのである．

▶やりとりは母子とも心地よく，快の経験が積み重ねられ記憶となり，衣類の着脱のプロセスを子どもは学ぶことになる．自分の手足の認識，動きの順番などを通して身体図式・運動の企画を発達させていく．

母の働きかけ	子どもの反応
●「服，ぬごうね」と話しかける．	●母を見る，話を聴く（視覚，聴覚）．
●子どもの腕を伸ばしたり，曲げたりしながら，洋服の袖を引っ張る．	●母のすることに，力を入れたり抜いたりして協力する（固有感覚，触覚）．
●「きれいなのを着ようね」	●心地よい服の感触（触覚）．

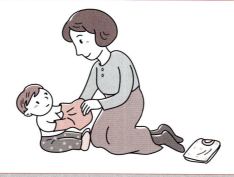

3 感覚統合と遊び

- 子どもは，毎日活動していることのすべてが遊びといってもよいくらいよく遊ぶ．その多くが，脳や感覚統合の発達に寄与する．

触覚・固有感覚が入る遊び

- 粘土遊びは，主に体性感覚（触覚と固有感覚）が強く感じる素材の遊びである．
- 両手活動が促進され，指先や手のひらをいっぱい使い，両手で引っ張ったり，ちぎったり，丸めたり，伸ばしたり，こねたり，たたいて押しつぶしたりする．力を入れる過程で，触覚と固有感覚を刺激する．
- 粘土は非常に可塑性に富む素材であり，つくり直すことが何度でも簡単にでき，失敗ということがないので，年齢や障がいの程度にかかわらず，自分の感覚を存分に使い，一人ひとりの子どもに合わせた遊びを十分に楽しむことができる特性がある．
- 団子状にした粘土の球を数えたり，大きさや重さを直接比べるなどして遊ぶ中で，平面，立体，大きさ，長さ，太さ，重さ，数などの概念を育む．
- 色付けをすることで，ままごとなどの食べ物としてイメージし，「見立て・つもり遊び」や「ごっこ遊び」を通して，友達関係を広げ深めることができる．
- 粘土にはいくつかの種類があり（小麦粉粘土，パン栗粘土，シリコン粘土，油粘土，紙粘土など），子どもによってはアレルギーなどの安全性に注意しなければならないが，ベタベタ・ネチャネチャ・ポロポロ感など，段階的に変化する素材の違いも楽しめる．

前庭感覚・固有感覚が入る遊び

サーキット遊び

- ハイハイやよちよち歩きの1, 2歳児にとって，布団やマットの「お山登り」遊びは，この時期大切な筋肉をしっかりさせることや身体のバランスをとる働きのために楽しい遊びである．力いっぱい手足を使ってマットの山をよじ登り（固有感覚），シューと滑り降りる（前庭感覚）ことを繰り返す．保育士も子どもの動きを助けつつ，姿勢の変化を体験させてほしい．
- 幼児期になるとさらに身体もしっかりしてくるので，巧技台や大型クッション，トンネルなどを使い，広い空間でサーキットのようにして遊ぶ．各遊具の高低差をつけることで，頭が上下逆になる感覚（前庭感覚）をスリル感と認識し味わうこともできる．また，さまざまな遊具の感触を感じたり（触覚），遊具の形に合わせて手足などの使い方を変えなくてはならないので，身体図式の発達にもよい遊びである．

可塑性

個体に力を加えたときに形態を変えることができる性質のこと．

パン栗粘土

パン粉と片栗粉を水で混ぜたもの．それぞれの素材の違いで感触が変わり，手にベタつくことも少なく遊びやすい．小麦粉アレルギーの子どもには注意が必要．

触覚過敏な子どもにかかわるときのポイント

触ることが苦手な子どもの場合，神経質だから触らないのではない．触覚に過敏さがある場合があり，触ることを嫌がることもある．この場合，無理をせずに遊ぶことが重要で，ビニール袋の中に入れた粘土を触ったり，市販の型抜きや押し出し機など，お菓子づくりの道具を利用するなどの工夫で，直接触ることなく楽しめる場合もある．また，いつでも手を洗ったり，拭けるような準備も必要である．

〈サーキット遊び（例）〉

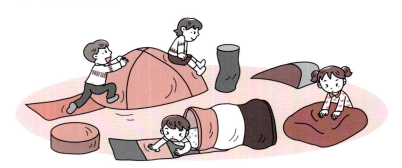

対人的なやりとりが含まれる遊び

- 子どもは遊びの中で，他者を模倣することから学習し成長する．発達の初期には，赤ちゃんがお母さんの顔を見て，口の動きを模倣することも観察される．模倣することは人に関心を示し，同じことができたときの共感，うれしいあるいは楽しい感情の共有とともに，「もっとして，もっとやりたい」と次の挑戦につながる．
- 「模倣する」という行為に関係するといわれている脳の細胞「ミラーニューロン」については，加藤は，次のようにわかりやすく説明している（加藤，2016）．

> **ミラーニューロンと心の理論**
> ▶ミラーニューロンは，相手の動きをまねするときにはたらく脳の細胞です．また，相手の動きを見てイメージするだけでも働きます．このミラーニューロンは，心の理論（相手の心を読む）と関連しているといわれています．

参考：加藤寿宏監．高畑脩平，田中佳子，大久保めぐみ編著．乳幼児期の感覚統合遊び．京都：クリエイツかもがわ；2016．

真似っこ遊び

- 年齢が3～4歳，5歳と進んでくると，友達とイメージを共有するごっこ遊びが盛んになってくる．たとえば「おばけごっこ」は，タオルをかぶったりして「おばけだぞ～」と他者を驚かせる遊びである．この遊びも他者の反応を期待するものであり，いろいろな材質の布をかぶることで変化をつけることができる．視覚が入ってこないことで，体性感覚がより感じやすくなる．友達や先生のおばけを真似して，いろいろなおばけが出てくることになり，そのやりとりが楽しい．

真似っこ遊びのポイント

いきなりタオルを頭からかぶせると，見えなくなることが恐怖と感じる子がいるので，注意すること．顔半分だったり，体に掛けたりしてみよう．

お姫様ごっこ

- 女の子はお姫様になることが大好きである．きれいなさまざまな感触の布や指輪，リボンなどのアクセサリーを身につけて，お姫様になる．布をぎゅっと体に巻きつけてあげる，頭からサリーのように布をかぶることでも，触圧刺激を受ける．そして，自分の姿を鏡に映しうっとりする．自分自身に注目し，自分の身体の位置を確認する．視覚と体性感覚を一致させることができる．周りの人から「かわいい，ステキ」とほめられ，最高に自尊心が高められる，楽しい遊びである．

野球・サッカーなどのスポーツ

- 身体を動かすスポーツ遊びは，身体を動かしたい（固有感覚，前庭感覚）という感覚欲求を満たすのによい活動である．特に幼児期はそれを強く求める時期なので，「じっとしていることがない」と嘆く母もいる．バットでボールを打つ，ボールを蹴るなどは強い固有感覚刺激が入り，さらに運動企画や筋力も向上する．上手になりたい気持ちから友達の動きを真似したり，ルールを学んだり，友達と協力もしなくてはならない．あらゆる要素が，子どもの成長に役立つ．

> **お姫様ごっこのポイント**
>
> 身体にさまざまなものを付けることは，自分の目では見えない体の部分，頭の後ろ，背中やおしりなどに気づかせてくれる．

2-6 視覚・聴覚障がい児の理解と援助

学習のねらい
1. 視覚や聴覚の発達や働きについて学ぶ．
2. 視覚障がい児や聴覚障がい児の支援について考える．

1 視覚障がい

視力の発達

- 人は外界を認識するため，情報の80％以上を視覚からとっている．「一目瞭然」という言葉があるとおり，見ることによって位置関係や情景を大づかみに理解することができる．
- 生まれたばかりの赤ちゃんは瞳孔を覆っている角膜が薄いため，0.01〜0.02の視力でぼんやりとしか見えていない．
- 視力が1.0になるのは6歳くらいであることから，テレビを近くで見せたりスマートフォンを見せたりする際に，それらの光は子どもの目に刺激が強いので注意する（⑱）．

❶ おもちゃの見え方

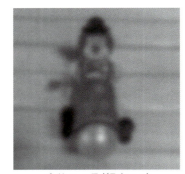
生後3か月（視力0.1）

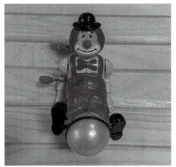
6歳（視力1.0）

視覚障がいとは

- 視覚障がいには，視力障がい，視野障がい，色覚障がいがある．視力障がい児（者）は，情報量の不足を，聴覚，触覚，嗅覚などで補うが，聴覚は瞬間的な情報であり，触覚は手の届く範囲内の情報である．

- 視力障がいは，視覚を活用した生活や学習の程度から「盲」と「弱視」に分類される．
- 「盲」とは，日常生活を送るうえで，視覚からの情報をまったく利用できない人，あるいはまったく使われていない状態をいう．
- 「弱視(ロービジョン)」とは，「成長，発達あるいは日常生活，社会生活に何らかの支障を来す視機能あるいは視覚」をいう．具体的には，眼鏡などの補助具を使って視覚からの情報の入手ができても，非常に制限されている状態の見え方であり，視力が0.3未満の者のうち，普通の文字を拡大して活用するなど，主として視覚による学習が可能な者とする(日本学術会議臨床医学委員会感覚器分科会 2008)．
- 全盲の人にとって，聴覚は音によって遠くの出来事を知るための感覚である．たとえば車のエンジン音でその車の種類や大きさを想像したり，自分の靴音や白杖をつくときの反響音で周りの空間の広さを把握したりする．
- 点字は直径1mmの点が縦3行，横2列に並んだものを，触覚を鍛えて判断する．他に，足の裏を通しての重要な情報源となる点字ブロックがある．
- 視覚障がいは，先天性の場合と後天性の中途障がい児(者)の場合とでは，障がい受容や日常生活への対応はそれぞれ違ってくる(⑲)．
- ⑲は参考であって，一人ひとりの障がい受容及び日常生活の対応は異なることから，個別に状況を把握することが大切である．

⑲ 中途障がい者となった年齢と，障がい受容・日常生活対応の傾向

障がい者となった年齢	障がいの受容	日常生活への対応
10歳程度まで	●かなり自然に受け入れ	●全盲にも対応
20歳程度まで	●抵抗感をもって受け入れ	●何とか努力して対応
40歳程度まで	●受け入れには相当な努力	●対応が不十分な人が増加
60歳程度まで	●受け入れがかなり困難	●対応が相当困難な人が増加
60歳程度以上	●受け入れないままの人が増加	●対応できない人が増加

厚生労働省．災害時の視力障害者支援マニュアル．2011．

- 人間は大きな余力と学習能力を備えた脳をもっている．視覚からの情報がなくても他の感覚器官からの情報を使って，自分に必要な情報を得ている．
- 現在，わが国で視覚障がいになる原因疾患の多くは，網膜色素変性症，緑内障，糖尿病網膜症，黄斑変性症となっている．

> **演習　ブラインド・ウォークを体験してみよう**
>
> 二人一組になり，援助する側と援助される側の役割交代をして感想を小レポートにまとめてみよう！
>
> 援助される側になって感じたこと．
> 援助する側になって感じたこと．
> 全体を通して感じたこと．
>
> 【準備するもの】
> ・アイマスクまたは各自のフェイスタオル
>
> ※【方向や位置の説明】視覚障がい児（者）から見て，手元の方向は6時，真正面を12時，右を3時，左を9時と表現するクロックポジションを用いる．
>
> **ブラインド・ウォーク時の注意点！**
> ・援助する側は段差等の前に「○○歩，または△mで段差がある」など具体的に伝える．また，前から人が来ているなど，周りの状況や景色等の情報も伝える．
> ・援助される側は途中で「こうしてほしい」など気づいたことを相手に伝える．

視覚障がい児（者）の援助ポイント

- 視力をほとんど活用できない場合は，音声，触覚，嗅覚などを活用する（文字情報を読み上げるソフトを用いてパソコンで行う方法もある）．
- 弱視の場合（障がいの程度の個人差が大きい）は，文字の拡大鏡などの視覚機器を活用する．
- 声を掛ける場合は前から近づき，「○○さん，こんにちは．△△です」など自ら名乗る．
- 普段から通路（点字ブロックや廊下など）に歩行の邪魔になる物は置かない．
- **説明するときは「それ」とか「こっち」などの表現ではなく，「卵くらいの大きさ」「○○ちゃんの左横」など具体的に言う**．

2 聴力障がい

聴力の発達

- 赤ちゃんは，だいたい妊娠20週頃（5か月）になると，子宮の血流やお母さんの心臓の音が聞こえるようになる．28週（7か月）過ぎると，おなかの外の音や声を聞くことができる．

- 生後7か月頃になると，音の方向へ顔を向ける．
- 周りの大人がいろいろ指をさしながら「ワンワンね」と話しかけることで，音と目の前に見える物が結び付き，物には名前があることを理解する．これは聞こえるということだけでなく，言葉の獲得につながり，人とのコミュニケーションの第一歩となる．
- 音を聞く脳は2〜4歳までに発達するので，その前に難聴などの早期発見，早期療育が大切となる．

聴力障がいとは

- まったく聞こえない聴覚障がい者を「全聾」，少し聞こえる場合を「難聴」という．
- 音は，外耳から鼓膜を通じて増幅され，中耳に伝わる．中耳から内耳に伝わった振動は電気信号に変換され聴神経から脳に伝わり「音」として認識される．
- 外耳から中耳までの過程で音が聞こえづらい状態を伝音性難聴といい，内耳を通過し音が電気信号に変換され，聴神経を通って脳に伝わる過程で障がいが発生している状態を感音性難聴という (⑳)．
- 音の大きさの単位はdB (デシベル)で表される (㉑)．
- 新生児1,000人に1人の割合で中等度以上の両側難聴児が生まれている．

⑳ 耳の構造

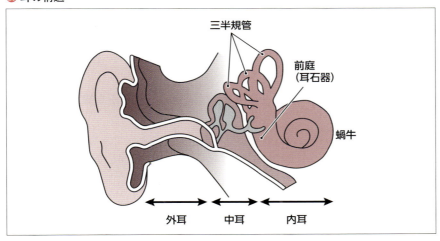

㉑ 音の大きさの単位と具体例

130dB	●極めてうるさい	●ジェット機のエンジン音(離陸時)
110dB	●うるさく感じる音の大きさ	●地下鉄の騒音
90dB		●怒鳴り声
70dB	●日常的な音の大きさ	●大きな声，セミの鳴き声
50dB		●小さめの声，雨の音
30dB		●ささやき声，耳栓で聞こえない程度

※90dB以上の音しか聞こえない人は，大きな声でも伝わりにくいので，手話や筆談が必要となる人が多い．

- 聴覚障がいの原因のうち，先天性の場合は聴覚組織の奇形や妊娠中のウイルス感染（風疹等）があり，後天性の場合は外傷，突発性疾患，薬の副作用，高齢などである．
- 聴覚がい児（者）は，外見上わかりにくい障がいであり，そのため呼びかけに気づかないことがあり，周囲の人からは「無視された」と誤解されることがある．
- また，音による周囲の状況判断が難しく，自転車や車の接近などに気づかないことがあり，安全面でも配慮を要する．
- 聴覚補償機器として補聴器，人工内耳などがある．補聴器の種別として箱型，挿耳型，耳かけ型等がある．乳幼児の場合は運動の際に負担の少ない耳かけ型が多く使用されている．
- 聴覚障がい児（者）のコミュニケーション手段として，補聴器によるものが79％と多く，筆談・要約筆記は25％，手話・手話通訳は15％，読書は6％であった（聴覚障害者情報文化センター　森本行雄）．

聴覚障がい児（者）の援助ポイント

- 聴覚障がいの程度や相手の年齢，聴覚補償機器の種別や有無を把握し，適切なコミュニケーションの方法を確認する．
- 音声だけで話すことは避けて，視覚的な情報を併用する．子どもの場合は絵カードや写真，身振りなどを活用し，筆談が可能であれば字をはっきりと短い文節で主旨を明確に記載する．
- 早口にならず，相手の顔を見て（アイコンタクトをとって）話す．さらに，**複数の人が同時に話しかけないようにする**．
- **複数の人がいる場合，話す前に手を挙げるなど，居場所を知らせてから話す**．
- 補聴器，人工内耳は，幼児の場合は一人で扱うことができない場合が多く，水遊びやお昼寝などのはずすときに声かけをし，取り扱い方について援助する（㉒）．

> **人工内耳**
> 人工内耳は蝸牛の代わりに音を電気信号に変換し脳へ信号を送る装置である．適応年齢は，1歳以上で重度の内耳性難聴である．1994（平成6）年から手術費用等は健康保険の適用となっている．

㉒ 人工内耳装着（左），補聴器 耳かけ型（右）

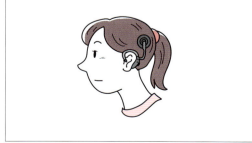
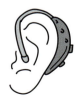

2-7 肢体不自由児の理解と援助

> **🔍 学習のねらい**
> 1. 肢体不自由についての理解を深め，対応時の配慮について考える．
> 2. 脳性まひ児のかかわり方について知る．

1 肢体不自由とは

- 身体障がいとは「肢体不自由」「視覚障がい」「聴覚障がい」「内部障がい（内臓等）」を総称していう．
- **肢体不自由とは，上肢（腕・手），下肢（脚・足），体幹（胴体）が通常のように動かせない（運動機能の障がい）状態が永続的であることを表す．**
- **身体障がい児（者）の約半数が「肢体不自由」である**（平成20年厚生労働省）．
- 福祉制度的には，障がいの程度に応じて身体障害者手帳の等級が1級（重度）から6級（軽度）までの「等級」がある．「等級」は福祉制度を受ける際の負担分や日常生活用具の給付・貸与といった在宅サービス等に関与する．
- 肢体不自由の障がいには，身体の一部（事故や疾病による切断等）を失ったがほかの機能に問題がない場合や，脊髄損傷や脳性まひ等で障がいが広範囲の場合がある．
- 本書においては，多くの障がいを併せもつ脳性まひについて記述する．

➡「2章 発達と障がい 2-3 脳の発達と障がい ②肢体不自由と基本的な対応」

2 脳性まひとは

- 厚生労働省による「脳性まひ」の定義は，「受胎から新生児期（生後4週未満）までの間に生じた脳の非進行性病変に基づく，永続的なしかし変化しうる運動および姿勢の異常である．その症状は2歳までに発現する．進行性疾患や一過性運動障害又は正常化するであろうと思われる運動発達遅延はこれを除外する」（厚生省脳性麻痺研究班．1968〈昭和43〉年）とされている．
- 要因として早産児や低出生体重児などの脳性まひ発症リスクの高い児の発生率が増加してきたためといわれている．
- 脳性まひの発症率は，生まれた乳児1,000人に約2人で，肢体不自由児の約23％（平成20年厚生労働省）を占めている．
- 脳性まひの重複障がいとして，視覚障がい・聴覚障がい・感覚統合障がい・呼吸機能障がい・口腔機能障がいを併せもっていることが多い．また，障がいの程度も重症から軽い手足のまひや精神心理面の偏りなど多岐にわたっている．

- 脳性まひは，症状により次のように分類される．
  痙直型：大脳部分の錐体路系と呼ばれる運動指令を出す神経の道があり，この部分が損傷を受けると，筋肉がずっと緊張し続けているために突っ張った状態が多く，脳性まひの約80％を占めている．
  アテトーゼ型：大脳の奥にある大脳基底核の損傷を受けるとアテトーゼ型になる．ここは不随運動にかかわっているので，自分の意思とは無関係に体が動いてしまう．
  失調型：筋肉の緊張が低く，バランスを保つことが難しく姿勢が不安定になる（例：歩けるようになっても転びやすいなど）．
  混合型：痙直型とアテトーゼ型の混合．

３ 脳性まひが発達に及ぼす課題

脳性まひ（痙直型）の子どもの育児

- 脳性まひ（痙直型）の子どもを想定して，育児（抱っこ，授乳）について考えてみる．特に痙直型脳性まひの運動と姿勢（首の座りや姿勢）に注意する．
- **0〜1歳**：姿勢は体幹の反りが強く首が座っていない場合がある．抱っこが難しく，視線が合いづらい(㉓(a))．そのため泣いたり笑うなど親とのコミュニケーションの問題が生じやすいので，㉓(b)のようにしっかり首を支えて抱っこする．
- **食事**：嚥下障がいや哺乳力の低下等によりミルクや母乳が上手に吸えないので注意する．
- **衣服の着脱**：筋力の緊張や低下により，おむつ替えや着替えの介助が難しい．

㉓ 脳性まひの子どもの抱っこ

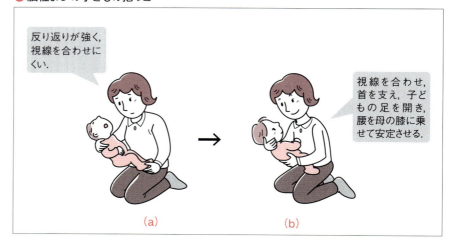

(a)　　　　(b)

- **遊び**：自分の体を自分の手で触ったり，見る，聴くなど，発達に必要な感覚を十分経験することが難しい．
- **睡眠**：筋肉が硬い，動揺するなど姿勢が安定しないことが，睡眠にも影響する．

> **事例**
>
> **筋肉の緊張が強く睡眠不足となっていたM君**
>
> 夜間も筋肉の緊張が強く，身体がリラックスできないため眠れないことがしばしばあり，日中眠くて十分活動ができなかった．連絡ノートでM君のお母さんと課題を共有し，筋肉の緊張をとる訓練と日中の保育により睡眠リズムの調整を図ることができた．保育での遊びも楽しめるようになった．

- **2〜3歳**：この時期は自我が芽生え，何でも自分でやりたがる頃である．脳性まひの子どもも同じで，やりたいができないことでイライラする．食事ではスプーンや食器がうまく使えなかったり，やりたい遊びがうまくいかず，点々と遊びが変わり達成感が得にくいことがある．
- **4〜6歳**：この時期になると，自尊心が芽生えてくる．周囲の子どもたちとうまくかかわれているかなど見守り，トラブルがあったら丁寧な説明やかかわりが必要となる．また，就学に向ける準備のため福祉機器などの調整は関係機関と連携を図ることが大切である．
- 今川は，障がいをもった子どもについて，「乳幼児期，小児期に適切な対処を怠ると，成人期には重篤な情緒障がいを引き起こす危険性がある」と，その時期の心理・社会性への配慮の重要性を指摘している（今川，2000）．

【文献】
今川忠男．発達障害児の新しい療育 こどもと家族とその未来のために．東京：三輪書店；2000．

> **事例**
>
> **触覚過敏で着替えを嫌がったAちゃん**
>
> Aちゃん（5歳）は脳性まひで，楽しいことが大好きな明るい性格の女の子である．2歳でAちゃんが初めて園のリハビリに来たとき，お母さんに服を脱がせてもらうようお話しした．するとAちゃんは，とても嫌がり泣き出してしまった．お母さんは「いつも着替えのとき，こうなるんですよ．小さく生まれて入院していたとき，看護師さんが乱暴に（お母さんにはそう見えたのでしょう）着替えを繰り返していたので，そのせいだと思います」と話した．
>
> Aちゃんは，未熟児で生まれ，触覚がとても敏感な子であった．だから，着替えのときに肌に触れられるのはとても不快に感じ，それが記憶として残ったのかもしれない．しかし，Aちゃんは自分で少しずつ着替えができるようになり，服も選んで着ておしゃれを楽しめるようになると，触覚過敏は改善した．改善要因の1つは「人にしてもらう」のではなく，「自分でする」ということが大きいのではないかと考えた．

4 肢体不自由児の生活・遊びの支援

日常生活について

- 「基本的生活動作の自立の援助」と言葉で簡単にいうが，なかなか難しいことである．健常の子どもも，親からほめられ，励まされ，そして遊びながら学び一人でできるようになる．身体の一部や全体に運動障がいがある子どもにとって，生活動作の習得は工夫や時間を要する．
- 日常生活動作の自立は，精神的な自立や自尊心の確立にもつながる重要な援助である．周りの人が根気強くお手伝いしながら，子どもの意欲を育てたいものである．
- 肢体不自由児は，姿勢が不安定になりやすいので生活の工夫をして安定した姿勢を保つことが大切である．姿勢が安定しないと，食事，着衣，洗面など，トイレ動作や手先の巧緻動作などうまくできないので，椅子の工夫は大切である．
- 椅子は，座位保持椅子(㉔(a))を使うこともあるが，その子どもの座位能力により選択する．手づくりの段ボールの支え(㉔(b))を使う場合もある．着替えでは台に腰掛けることで，上下肢を動かしやすくなるため，ズボン，パンツ，靴下，靴，下肢装具の着脱に役立つ．壁を利用することで，下肢を片方ずつ上げることができる子もいる(㉕)．
- 姿勢が安定すると手も使いやすくなる．それでもスプーンや箸が使いづらそうなら，食器などの工夫が必要である(㉖)．
- 袋を開けたり，紙を切ったりするとき，指先を使うよりはさみのほうがいい場合がある．普通のはさみが使えないときは，握って使えるはさみもある(㉖)．

㉔ 肢体不自由児を支える椅子

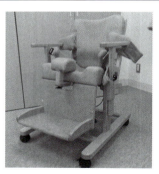 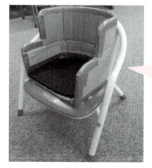

(a) 座位保持椅子　　(b) 段ボールの支え(背もたれ)を追加した椅子

通常の子ども用椅子に段ボールでひと工夫（手づくり）．

㉕ ちょっとした工夫で着替えがやりやすくなる

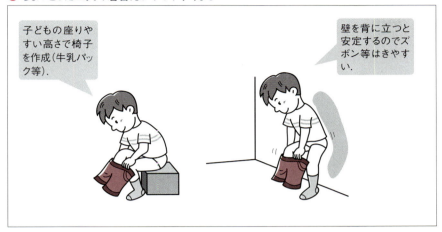

㉖ 肢体不自由児のためのさまざまな工夫

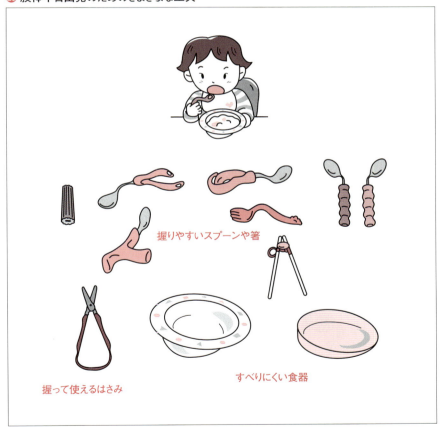

遊びについて

- 姿勢や感覚，運動に困難があると，いろいろな遊びを自ら体験できないことが多い．保育士は，一般児に近い遊びを体験させることで，感覚統合の発達を促し発達を助けることができる．
- 子どもは運動を通して身体図式を発達させる．身体図式とは，頭はどこにあるのか，手足はどこにあっていくつあるのかなど，自分自身を知ることの土台なのである．
- ㉗(a)は，目と両手足が一緒に働き，感覚と運動が統合されたかかわりであるといえる．目と手足の協応動作は，視覚，触覚，固有感覚等の感覚と運動が統合されていることで可能となる．竹下は「手も目も，感覚と運動によって環境世界の対象に働きかける．ヒトにおいて，手と目は互いに独立で，しかも，相補性の高い器官である．手が運動機能とともに触覚を備えると同じように，目も視覚とともに眼球の逞しい運動によって対象をとらえる」と，目と手の協応動作の大切さを述べている（竹下，2001）．
- ㉗(b)は「高い高い」をしているが，前庭感覚と視覚への働きかけとさらに身体の伸びる力（**抗重力伸展**）が促される．
- 肢体不自由児は運動におけるハンディをもっているが，みんなと同じようにやりたいという気持ちは十分あるので，思いをとらえてかかわることが大切である．
- 手足の運動機能が弱い，姿勢のバランスがとれないなど普通のブランコに乗れなければ，毛布やシーツの角をもって揺らすブランコでもよい．
- 滑り台で安定した座位がとれなければ，あおむけやうつ伏せで滑るという感覚を体験させることもできる．
- プールなど水に入ることが難しいのであれば，子どもに浮き輪をつけて養育者が手を添えながら，水に浮かぶ体験をすることもできる．

➡「2章 発達と障がい 2-5 感覚統合の発達」

【文献】
竹下秀子．岩波科学ライブラリー(78) 赤ちゃんの手とまなざし ことばを生みだす進化の道すじ．東京：岩波書店 2001．

㉗ 目と手足の協応動作

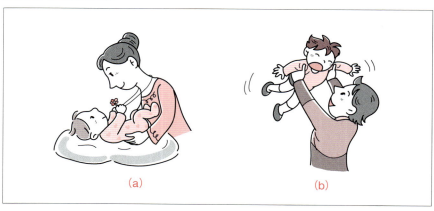

(a)　　　(b)

- 手先がうまく使えず，クレヨンや鉛筆がうまくもてない場合は，持ち手の部分を太くしたり，マジックテープ等で手に固定するのもよい．

かかわり方への考慮点

- かかわり方は，子どもの表情，身振り，情動の変化に注意を向けて丁寧に行うこと．子どもが何を感じ，表現しようとしているのかを感じ取るために養育者には注意深い観察力が求められる．
- 筋肉が硬かったり，逆に柔らかかったりすると，ケアの際に「身体を痛めてしまうかもしれない」など，不安になるものである．抱き方等のケアの方法や活動量などは，専門家（医師や理学療法士，作業療法士）と情報交換しながら行う．
- 両親，特に母親は「自分が産んだ子ども」という罪悪感をもっていることが少なくない．子どもの変化や成長を確かめながら親と子育ての喜びを共有することが，親の支えとなる．

> **理学療法士**
> 理学療法士は，リハビリテーション職の1つで，日常生活で必要な基本動作の能力を回復・維持させるための運動療法などを行う．

> **作業療法士**
> 作業療法士は，リハビリテーション職の1つで，さまざまな作業活動を通して，日常生活や社会への参加を支援する．

介助の仕方のポイント

▶「習うより慣れろ」とよく言われるが，ケアもそのとおりである．不安な養育者の気持ちは子どもに伝わり，かえって体を緊張させてしまう．ケアするときはゆったりした気持ちで話しかけながら行動する（抱っこするときは強すぎず，やさしく，しかもしっかりと支える）．

▶まひしている部分は捻挫や骨折を起こしやすいので，身体の動かしづらい部分（まひの部分）はどこか知っておくことは大切である．

事例

児童発達支援センターでの学びを保育に取り入れた保育士との出会い

保育所に通園している軽い脳性まひの女の子は，児童発達支援センター（以下，センター）にもリハビリで通園していた．お母さんは，保育所では何とか椅子に座っていられるようになり，スプーンを使ってご飯も一人で食べられるようになってきたが，まだ上手に食べ物をすくえないと話した．ある日，保育所の保育士が，センターのリハビリの見学に来た．大好きな先生が来てくれて，女の子もうれしそうであった．そこで，センターの段ボールでつくった座位保持装具とスプーンの工夫などを見て帰った．その後，再び保育士が見学に来たときは，なんと手づくりの座位保持装具とスプーンの自助具を持参したのである．女の子はセンターのリハビリだけでなく，保育所でも同様の対応をしたので，姿勢も安定して食べ物をこぼすことが少なくなった．何より，お母さんがとてもうれしそうであった．女の子の生活が豊かになったのは，いうまでもない．

2-8 知的障がい児の理解と援助

> **学習のねらい**
> 1. 知的障がいについて学ぶ．
> 2. 知的障がい児のかかわり方について考える．

1 知的障がいの理解

知的障がいのとらえ方

- 「知能」は，人が自立し生きていくために必要なものである．子どもが成長し自立するための能力には，読み書き，計算，予定や計画を立てたり，自分の考えをまとめるなど知的な活動に必要な「**知的能力**」と，集団の中でルールを守る，自分の役割を担当する，人と円滑な関係を築くなど，社会生活を送るために必要な「**適応能力**」の2つの能力を身につけることが大切となる．
- 知的障がいは，単に物事を理解し考えるといった知的機能の低下だけではなく，社会生活にかかわる適応機能にも障がいがあることで，自立して生活していくことに困難が生じる状態である．
- 知的障がいの定義について厚生労働省は「知的機能の障害が発達期（おおむね18歳まで）にあらわれ，日常生活に支障が生じているため，何らかの特別の援助を必要とする状態にあるもの」と定義している．
- また，知的障がいの程度別判定については，「知的機能の障がい」はIQが概ね70までのもの，「日常生活能力水準」は同年齢の日常生活能力水準のa～dのいずれかに該当するものとしている（㉘）．

> **知能指数（IQ）**
>
> Intelligence Quotient（IQ）は知能検査の結果を表す数値で，値が大きいほど知能が高く，小さいほど知能が低いことを表す．

㉘ 知的障がいの程度別判定

生活能力 IQ	a	b	c	d
Ⅰ（IQ ～20）	最重度知的障がい			
Ⅱ（IQ 21～35）	重度知的障がい			
Ⅲ（IQ 36～50）	中度知的障がい			
Ⅳ（IQ 51～70）	軽度知的障がい			

- 横軸は「日常生活能力水準」を表し，aに近づくほど自立した生活が難しく，dに近づくほど自立した生活が可能なことを表す．
- 縦軸は「知能指数（IQ）」を表し，Ⅰに近づくほどIQが低く，Ⅳに近づくほどIQは高く，横軸と縦軸が合ったところから，知的障がいの程度を診断する．
- ※日常生活能力水準の詳細な基準は省略．

参考：厚生労働省ウェブサイト「知的障害児（者）基礎調査」の「用語の解説」．

- わが国の制度では，1歳6か月児健診と3歳児健診があるため，知的障がいがある乳幼児は比較的早期に発見されるようになってきているが，知的な遅れが軽度であると，集団生活が始まる保育所や幼稚園まで気づかれないことがある．
- 知的障がい児に同年齢と同じことを求めると，本人の理解能力や取り組みの容量を超えてしまうので，無理をさせると成長発達に必要な教育的刺激を与えることができず，自信の低下や情緒や行動の問題が出やすい．子どもが達成感をもって生きる手助けとなる支援が大切である．
- 子どもは弱い存在であるため，自分の人権を自分で守る力が弱く，人権を侵害されやすい．「児童の権利に関する条約（子どもの権利条約）」は，1989年に国連総会で採択され，子どもの障がいの有無にかかわらず，すべての子どもの基本的人権を国際的に保障するために定められた条約である．
- 知的障がいがある子どもは，しばしば言葉の理解が不十分なために周囲の状況を把握しきれず，いじめの対象になることがある．保育者は，子どもたちの状況をよく観察し，子どもが理解できる表現で丁寧に説明をしたり，障がい児の気持ちを代弁することが求められる．

知的障がい児の早期発見

- 障がいや病気は早期発見・早期治療が最も大切であり，医療機関（小児科）や地域の保健センターなどの乳幼児健診や「こんにちは赤ちゃん訪問」などで専門職が家庭訪問などで気になったケースは養育支援事業につなげ，指導や相談に当たっている．
- 乳幼児健診では，発育・発達の確認，先天的な病気の有無や早期発見，予防接種などの相談・助言，栄養指導，歯科相談などを実施している．また，発達や発育で精密検査等が必要な場合は，医療機関や療育機関等の専門機関を紹介している．さらに，運動発達や言葉の遅れなど少し様子を見る場合は，健診時の経過観察で確認している．

療育
障がいのある子どもが，社会的に自立できるように取り組む治療と保育のこと．

知的障がいの原因

- 知的障がいの原因は1つではなく，脳の障がいを引き起こす疾患や要因のすべてが原因となる．また，知的障がいを発症する道筋も1つではなく，脳性まひやてんかん，自閉症などの発達障がいと合併している場合がある．
- 医学の進歩により原因の一部（フェニールケトン尿症などの先天性代謝異常の検査など）ではあるが，知的障がいを予防することも可能になってきている．その背景には，妊娠から出産，新生児期まで一貫して母子を支える周産期医療の進歩や充実がある．知的障がいの原因は，次のとおり大きく3つに分けられる．

①出生前の原因

- 生まれもっている遺伝子や染色体の異常など子どもが先天的にもつ「内的要因」や，体の重要な器官がつくられる胎児期に母体を通して，感染症，有機水銀などの毒物，アルコール，ニコチン，カフェインなどの取り過ぎによる「外的要因」の，2つの原因に分けられる．

②周産期の原因

- 妊娠22週から生後満7日未満の期間のトラブルで，母体の循環障害やへその緒のねじれ，頭蓋内出血などで，子どもの脳が酸素不足になり仮死状態で生まれる場合がある．また低体重児は，呼吸や循環の働きが未熟で低酸素状態で知的障がいを起こす心配があるが，現在は周産期医療体制が整ってきており，その危険性は以前に比べ少なくなってきている．

③ 出生後の原因

- 脳が未発達なうちは怪我や病気の影響を受けやすく，乳幼児期の感染症や頭部の外傷などが原因になることがある．以前は，日本脳炎や髄膜炎，ポリオ，麻疹，百日咳などによる脳炎が原因となっていたが，予防接種の充実により危険性が減少した．また，脳が発達する乳幼児期の栄養が不足していたり，不適切な養育環境や虐待があると，脳の発達が遅れることがある．

周産期医療

周産期前後における医療．母体や胎児，新生児の生命にかかわるトラブルに対し，産科，小児科の協力による高度な総合的医療体制をいう．

> **療育手帳**
>
> ▶療育手帳は，法律の規定に基づいて発行される身体障害者手帳や精神障害者保健福祉手帳と異なり，1973(昭和48)年の厚生省(当時)の通知「療育手帳制度の実施について」に基づいて発行されている．そのため，都道府県知事や政令指定都市の長が発行しており，手帳の名称，様式，申請の流れ，判定機関，障がい程度の区分などは各自治体によって異なっている．したがって，手帳の名称は統一されておらず，「療育手帳」「愛の手帳」「みどりの手帳」など，自治体によって異なっている．手帳は，知的障がい児やその家族がさまざまな福祉サービス等を利用する際に使われる．手帳申請の相談は，各自治体の福祉事務所や児童相談所が窓口となる．

2 知的障がいの特性と対応

- 子どもは，知能と運動能力は一緒に発達するが，知的障がいがある子どもは発達がゆっくりしており，意欲や外界への興味が乏しい．
- 一人ひとりによって違いはあるが，共通していることは，運動面，言語面，認知面，社会性などの発達が，全般的に遅れることである．

運動の発達

- 子どもの運動面は，成長に合わせて発達していくが，知的障がいのある子は，乳児期の早い段階で，定頸や寝返り，座位姿勢の保持や四つ這い，つかまり立ちや独歩などに不安定さや遅れが現れることがある．

> **知的障がいのある子どもの特性と援助する方法**
> ①身体的な障がいがないのに手足の動きがぎこちない．
> ②筋緊張低下のため重力に対してバランスがとりづらく，姿勢が悪いため転びやすかったり，疲れやすい．
> ③手先が不器用なため，指先を使う遊びを楽しめなかったり，箸を使ったり，着替えをするなどの身辺の自立に困難さを生じる．
>
> ▼
>
> 子どもの興味に合わせ，自然に体を動かすことが楽しくなるような「リズム遊び」や「手遊び」などを休憩をはさみながらの散歩や簡単なゲーム遊びの中で，できるだけ運動能力を高めていくことで運動面の発達を助けていくことが大切である．

筋緊張低下
自分の体を支えるための筋肉の張りが弱い状態のこと．

言葉の発達

- 言葉の発達を促すためには，乳児期に身近な人に対する信頼関係をつくることや，他者との**応答的なかかわり**が重要となる（㉙）．

➡「2章 発達と障がい 2-1 発達（development）とは」

㉙ 応答的なかかわりの例

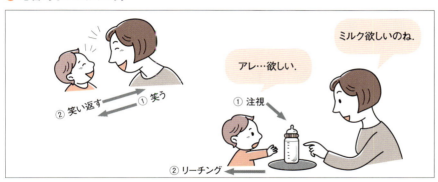

応答的なかかわり
子どもの発しているサインに気づき，答えること

援助のポイント

- おむつ交換のとき，食事，着替えなどの世話をするとき，黙って行うのではなく，「キレイキレイになったね」「おいしいね」など，明るく高めのゆっくりした言葉がけをする．
- 「ポンポン」「コロコロ」など同じ音の繰り返しは真似をしやすいので，擬音や擬態語を使い，共感を意味する「いっぱいだね」「あついね〜」などの言葉を状況に合わせて使う．
- 子どものわかりやすい言葉や，視線，表情，動作，身振りなどを使い，生活や遊びで経験する感情や行動を，短くわかりやすい言葉に置き換え，繰り返し伝えることが大切である．
- なじみのあるグッズや写真や実物を使って繰り返し言葉を伝えていくことも，子どもにとって理解しやすい．ほめて，おもしろく楽しい気持ちになるよう，家族や身近な大人は根気よく対応し，かかわっていくことが大切である（㉚）．

㉚ 言葉の発達

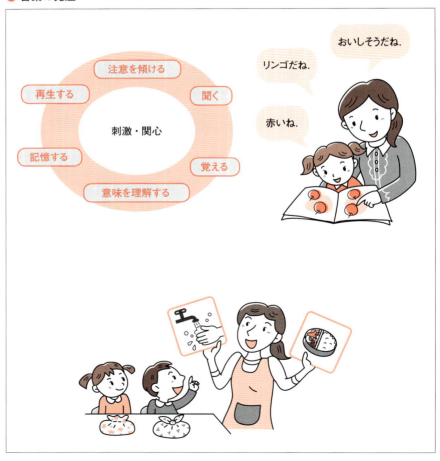

> **演習　知的障がいのある子が理解しやすい声掛け**
>
> 保育場面を想像しながら「知的障がいのある子が理解しやすい声掛け」について考えてみよう！
>
> 　例：「手を洗ってからお弁当を食べよう」と声掛けすると，記憶力・集中力が持続しづらいため，「手を洗う」「お弁当を食べる」という2つの指示が伝わりづらく，後の言葉の「お弁当を食べよう」という言葉だけが記憶に残り，「手を洗わずにお弁当を食べてしまう」という行動になるときがある．このようなときは，1つの指示が終えた段階で，次の指示を伝えるほうが理解しやすい．
>
> ▼
>
> 知的障がいをもった子どもは，一度に2つの指示が入ると理解しづらい．

③ 保育の場で知的障がい児に向かい合うときの心がけと教材の工夫

- 保育者と子どもとの向かい合いで心がけることをまとめると，次のようになる．
- 子どもには「障がい児」と「健常児」という別々の子どもの存在があるわけではない．

- 知的障がいがあろうとなかろうと，集団の場で子どもが生活や遊びを通して成長するためには「安心して過ごす」ことが重要である．

  > 保育者が一緒に遊び「理解すること」や「待ってあげること」など，保育者が子どもの気持ちや行動をわかろうとする心構えが大切である．

- 知的障がいがある子どもの個性や特性を知り，気をつけることはどんなことなのか，生活や遊びを妨げている要因は何なのか，子どもがどんな心身の状態にあるのか，どんな事象に対して困難さがあるのかなど，子どものありのままの姿を受け止め，知的障がいがある子どもが可能性に秘めた存在であることを忘れずに，生活や遊びの豊かさを工夫し丁寧に実践していくことが大切である．

- 知的障がいがある子どもの姿，たとえば「あの子は動き回りじっとしていられない．そのわけは障がいがあるからだ」というように「できない」ということをすぐ「障がいのせい」にすることは，悪い結果を招く可能性が大きい．

　子どもの固定的な見方や理解の仕方になってしまい，その子どものもつ可能性まで抑えてしまう結果となる．

　子どもが達成を実感しやすく，生活や遊びを楽しく豊かなものにし，子どものもつ可能性を引き出していくことにつながる．

- 知的障がいがある子どもとかかわっていく場合，「面倒を見てあげる」という意識ではなく「一緒に嬉しい経験をする」「たくさんほめてあげる」「困っていることに気づく」「必要な手助けを見極める」という心構えが大切である（㉛）．

　保育者が子どもの行為で感じた喜びを，保育者自身の表情や態度・声の抑揚などで表すと，子どもは自分の行為のどこがよかったのかを理解しやすく，「楽しかった」「よいことをした」「うまくできた」と喜びを感じる．
　この体験は子どもの自発的な行動や自信になり，保育士との信頼関係も深まる．

　日々の保育が充実したものとなり，保育者自身にとっても成長や自信につながっていく．

㉛ 子どもとかかわるときに気をつけたいこと

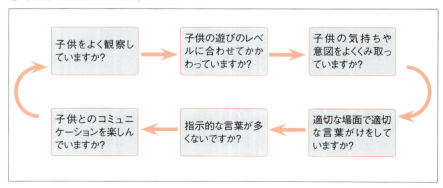

> **演習** 「障がいがあること」と「できないこと」の区別をすること
>
> **1つの活動に導くときに配慮しなければならないことを皆で話し合ってみよう！**
>
> > 手がかり：「障がいがあること」と「できないこと」の区別をすることは，子どもとかかわるときに大切なことです．1つの活動に導くときに配慮しなければならないことを皆で話し合ってみよう．
>
> ①この活動は子どもにとって興味がもてて取り組みやすいものなのか？
> ②わかりやすく，具体的な働きかけ方なのか？
> ③最終目標に近づくために目標を細分化し具体的な内容になっているか？

子どもが夢中になった教材の例

- 知的障がいのある子は，自分の力で周囲の不必要な刺激を抑え，話している保育者に「目を向ける」「耳を傾ける」「見ることと聞くことが同時にできない」「物を見つめるのが苦手」「視線がなかなか定まらずぼんやりと眺めている」など，相手がやっていることに意識を向けることが難しい子どもがいる．
- どんな場面でも「人や物を見る力」，あるいは「人や物へ向かう力」は成長とともに，より大切になってくる力である．
- 「音楽」は，子供たちの「喜び」や「楽しさ」につながっていき，自分だけの世界ではなく，自分の外側から聞こえてくる音楽によって，自分の周りの世界を強く認識することができる．
- 子どもたちの注意を保育者に向ける1つの方法として，歌を歌いながら身振りを楽しむ「手遊び」が保育技術の1つとして日常的にさまざまな場面で使われる．歌と動作が1つになった遊びで，どんな場所でも道具がなくても気軽にできる．
- 子どもたちの好きな手遊びを，視覚的にわかりやすく応用した教材の例を紹介する．

2章 発達と障がい

カレーライスのうた

手遊び歌「カレーライスのうた」（作詞：ともろぎゆきお，作曲：峯 陽）に合わせて子どもたちと遊ぶ教材の例

■準備するもの

- 土台になる段ボール
- 布，フェルト，綿，刺繍糸，マジックテープ
- カードリング
- ジッパー付き袋に入れたカレー粉
- 遊びを展開するためのお皿やスプーン

■つくり方　→Ⓐ

- キャラクターや鍋，土台対部分にマジックテープを使用し，取り外しができるようにする．蓋のつまみにはリングを付け，子どもが取りやすいようにする．
- 蓋の裏にテープを2本付け，マジックテープの付いた「できあがりカレー」を組み合わせられるようにつくる．

■演じ方　→Ⓑ→Ⓒ→Ⓓ

- 蓋の裏にできあがりのカレーをセットしておく．
- 演じる前に保育者は小袋に入れたカレー粉を手に忍ばせ，子どもたちの前に「魔法をかけるよ〜」などと言いながら，カレーの香りを漂わせる．
- 歌に合わせて具材を1つずつ鍋の中に入れていく．
- 「できあがりカレーをセットした蓋」（Ⓐの図）を，最後の「♪はいできあがり〜」で土台に付け，タイミングよく引くと，蓋に付いているテープから「できあがりカレー」が外れ，鍋にカレーライスができあがる．
- お皿やスプーンを用意し，フゥーフゥー冷ましたり，もぐもぐ食べる真似やふりをして，遊びにつなげる．

子どもは……

▶ 歌に合わせて順番にキャラクターを取ったり付けたりしながら，多くの感覚(視覚・聴覚・嗅覚・触覚・固有感覚)を使いながら楽しんだ．

▶ 重い障がいの子どもも，カレーの香りを嗅ぐだけでよだれが出てきたり，口をもぐもぐ動かし，体全体で教材に向かう準備ができる．

Ⓐ つくり方

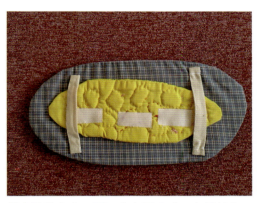

綿を詰めた布，フェルトでつくった具材キャラクターや鍋などにマジックテープをつける．鍋の蓋の裏には「できあがりカレー」がセットできるつくりにする．

Ⓑ 演じ方 –1

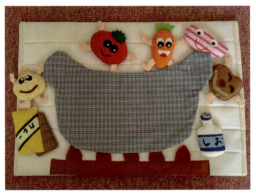

蓋の裏に「できあがりカレー」をセットし，歌に合わせて具材キャラクターを鍋に入れていく．具材を入れ終わったところで，蓋を土台に付ける．

Ⓒ 演じ方 –2

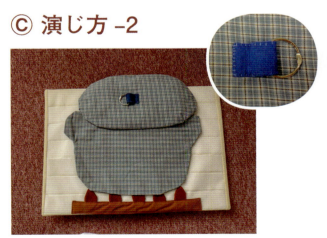

「できあがりカレー」をセットした蓋（右上）を歌の終わりに引き離す．

Ⓓ 演じ方 –3

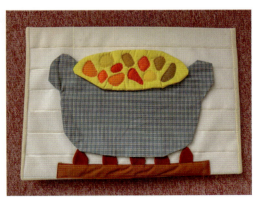

鍋にカレーのできあがり．食べ真似などをして遊びにつなげる．

『カレーライスのうた』（作詞：ともろぎゆきお，作曲：峯 陽）
細田淳子．あそびうた大全集200．東京：永岡書店；2013．

キャベツのなかから

手遊び歌「キャベツのなかから」(作詞, 作曲：不詳)に合わせて子どもたちと遊ぶ教材の例

■準備するもの
- 段ボール
- 色画用紙
- 糊
- 蝶々の布, モール
- プラスチックの柔らかい棒

■つくり方　→Ⓐ
- キャベツは段ボールに色画用紙を貼り, 青虫が出てくるスリットを入れる.
- 厚紙と色画用紙でつくった青虫を, 長い厚紙に貼る.
- 布でつくった蝶々を, 柔軟性のある透明の棒にくくりつける.

■演じ方　→Ⓑ→Ⓒ
- 歌に合わせキャベツの裏側から「お父さん青虫」から「赤ちゃん青虫」まで順に出す.
- 後半部分の「♪ニョキ ニョキ ニョキ 〜」はお父さん青虫から順に引き抜いていく.
- 「♪ちょうちょにな〜ったよ〜」でキャベツの裏側から蝶々が登場し, 子どもの頭や肩に止まったり, 部屋の壁や机, 物陰に隠れたりしながら飛んでいく.

子どもは……
▶ 手遊び「キャベツのなかから」を視覚的にわかりやすくしたので, 楽しみやすい.

▶ 期待感をもちながら, 蝶々が「どこに飛んでどこに止まるのか」という予測や想像力をかき立てる.

▶ 蝶々が止まった自分の体の部分を意識できる.

▶ 飛んでいる蝶々の動きに集中し「見続ける」ことを促すことができ, その結果, 目の動きが上達することに結び付いていく.

▶ この遊びも子どもは視覚, 聴覚, 触覚を刺激され, どこへ飛んでいくのか想像力を働かせながら声を出して喜ぶ様子が見られた.

Ⓐ つくり方

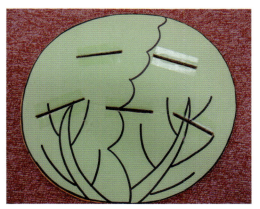

厚紙，色画用紙でつくった青虫，布でつくった蝶々を用意する．段ボールと色画用紙でつくったキャベツには，青虫が出てくるスリットを入れておく．

Ⓑ 演じ方 −1

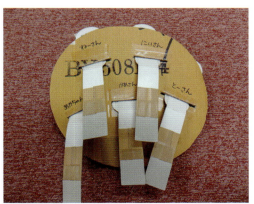

歌に合わせて，キャベツのスリットから青虫を出す．青虫は歌のとおりに「お父さん青虫」から「赤ちゃん青虫」までを順番に出す．

Ⓒ 演じ方 −2

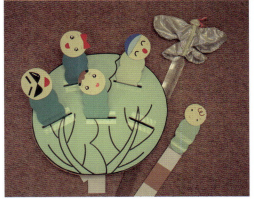

歌の終わりの「ちょうちょにな〜ったよ〜」でキャベツの裏から蝶々を飛び立たせる．

「てあそび.com」（http://teasobi.com/）

2-9 発達障がい児の理解と援助

> **学習のねらい**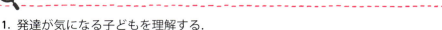
> 1. 発達が気になる子どもを理解する．
> 2. 発達障がい児とのかかわり方を学ぶ．

- 保育所や幼稚園で出会う子どもは，まだ発達障がいの確定診断がついていない子どもが多くいる．発達のばらつき（でこぼこ）やゆがみが見られるが，それが発達途上の子どもの個性である場合もあり，早期診断がつけにくいのが現状である．
- そのため，保育所，幼稚園などの現場での対応が非常に大切となる．特に直接，子どもと接する保育者のかかわりは大きい．初めは発達に問題のある子どもでも，適切な保育者の支援により，問題行動が軽減，目立たなくなったことは筆者も経験していることである．

1 発達が気になる子どもの行動とはどんなことだろう？

- 乳児期は生理的な快・不快なのか，その子のもっている特別な問題なのか考える必要がある．あやしたら微笑むなどのコミュニケーションから感じ取る．保育者の対人的な感覚も大切にしたいものである．
- 幼児期になると，集団生活における社会性が要求されるようになってくる．また，運動面や手先の巧緻性がより発達してくる3～4歳で言語面の遅れがあると心配な時期でもあるため，何らかの診断をされる子どもがいる．また，就学が近くなると，認知面の遅れも懸念しなくてはならない．

時期	発達が気になる子どもの行動
0～1歳	●抱っこを嫌がる． ●目が合いづらい． ●お座りや歩行などの運動発達が遅い． ●突然泣き出す． ●自分の手をひらひらさせたり，手ばかり見つめる． ●くるくる回っているおもちゃばかり見つめている．
2～4歳	●言葉の遅れ． ●友達と手をつなぎたがらない． ●水遊びが嫌い，あるいは水から離れない． ●着替えを嫌がる． ●衝動的に動き出すか，ごろごろしていて，寝転んでいることが多い． ●ブランコや滑り台など運動遊具を極端に怖がる．
4～6歳	●学習的な課題の遅れ． ●手先が不器用，運動の遅れ（ボールがうまく扱えない，走り方がおかしいなど）．

> **演習　発達が気になる子ども**
>
> あなたは，どんな子どもが「気になる子」になると考えますか？
>
> 　例：不器用な子，集団から一人離れていく子，友達と遊べない子，いつも動き回り落ち着きのない子など．

❷ なぜ，気になる行動が見られるのだろう？

運動

- 筋肉が弱い，緊張が低いなどの状態があると，姿勢をきちんと保っていることが難しく，協調的な運動や巧緻的な手の運動が難しいなどの問題が起こる．泣き方が弱々しい，運動発達が遅れている，ごろごろしていることが多いなどの状態が見られるときは，怠けているのではないかと誤解してしまうことがある．
- 発声の段階で声そのものをあまり発しなかったり，表情が乏しいのは，顔や体幹の筋肉が弱いことも考えられる．筋肉が弱いと発声も少なく，自分の声で遊んだり，親とのやりとりを楽しむことが経験できない．そのためコミュ

> **作業療法士の目線**
>
> ▶視覚機能を支える眼球運動には，主に追視，注視点移行，輻輳，開散などがある．作業療法士も，必要なときはこれらの眼球運動の観察，検査を行う．視覚機能が良好でないと，発達上の運動学習に影響が出るからである．追視とは，動く物を追い続けたり，並んでいる物を一つひとつ目で追うことである．注視点移行とはサッケードともいい，すばやく視点を移すこと，たとえば運転中に一瞬で人を見るときのような目の動きである．輻輳，開散とは，近くの物から遠くの物へ（開散）またその逆（輻輳）のように視点を移すことである．物の奥行きがこれでわかる．
>
> ▶では，具体的にはどんな活動に問題が生じるだろうか．本を読むとき行を飛ばす，縦書き計算のときに段を間違えて書く，黒板から字を写すのに苦労する，字や形をなぞるとき時間がかかるなど，教科学習上の訴えが多くなり，目と手の協応に影響が出る．しかし実際は，「目を一方に寄せて見る（目の使い方がおかしい）」「ボールをうまくキャッチできない」など，乳幼児期からお母さんや保育者が気づくことがある．

ニケーションそのものの発達が遅れ，ひいては言語発達にも影響が出てくる．また非言語的コミュニケーションに大切な表情や，目の動きの土台となる筋肉の働きも重要である．「目が合いづらい」と感じるとき，眼球運動を調整する機能に問題がある場合もあり，協調運動や巧緻動作が遅れているときもあるので多面的な視点で要因を考えることが大切である．

感覚

- 触覚が敏感であったりすると，抱っこを嫌がったり，偏食（口の中の触覚が過敏）になることがある．友達と手をつなぎたがらないなど，触覚過敏が一因で対人的な関係性にも影響することがある．
- 聴覚の過敏さがあると，嫌な音，怖い音がたくさんある．たとえば，掃除機の音，人ごみのざわつき，子どもの泣き声，運動会のピストル音，建物に響くチャイム音など，普通の人が無視できる音に反応してしまう．聴知覚の不快感を，次のように表現している自閉症の人もいる．

> 『聴覚過敏な，ある自閉症者の声』
>
> ▶僕には，たくさんの声やざわつきはとても不快です．聞いているといらいらします．ウォークマンを聴くと，自分が今音楽を聴いているのだと自覚できます．自分がやっていることがはっきりしていると，いらいらしても混乱しなくてすみます．

東田直樹．自閉症の僕が飛びはねる理由2．東京：KADOKAWA：2017．

眼振（がんしん）
無意識に眼球が規則的に揺れたり動いたりする現象のこと．

- 視覚が過敏だったり，うまく機能しない子どもは，斜視や眼振が見られたり，強い光が苦手な子どもがいる．スーパーやショッピングセンターなどは光や音が強い場所であるため，行くのを嫌がる子どももいる．
- 固有感覚の問題も抱えていることがある．

> 『固有感覚に問題を抱えていたある例から』
>
> ▶僕は，いつも人である自分の体が，自分のものだと感じられない．手足がここにあるのか，どうやって動かしているのかわかっていない．まるで見えない羽がついているように，いつもゆらゆらしてしまう．走っているときは，風をうけて前に向かっているせいか，自分の体が重く感じて，ここに自分の体があることがよくわかる．

東田直樹．自閉症の僕が飛びはねる理由2．東京：KADOKAWA：2017．

> **感覚は人それぞれ**
>
> ▶感覚とは決して他者と同じということはなく，あくまでも個別的な事象である．大勢の人が感じる感覚で，「痛い」「心地よい」などは共通認識ができるものである．しかし，触覚過敏などがあると，雨が当たると痛いと感じる人がいても，人はそれぞれ感じ方の質や強弱が違うことを念頭におくことが大切である．

- 「走る」「ボール遊び」「縄跳び」など，運動を組み立てる活動や手先の細かい操作がうまくできないのは，筋肉の問題もあるが，どのように動かすか，組み立てるのかわかりづらいという<u>運動企画</u>の問題がある．ここにも前庭感覚や固有感覚が関係しているといわれている．
- 2，3歳で利き手が決まってくるが，中にはなかなか決まらない子どももいる．それが目と手の巧緻性にも影響してくる場合がある．

➡「2章 発達と障がい 2-5 感覚統合の発達」

3 発達が気になる子どもへの支援

- このような気になる子どもたちとどう向き合っていったらよいのだろうか．日常生活に深くかかわる保育者は，子どもの発達を引き出せる重要な立場であり，応援者である．

日常生活動作について

- 乳幼児期は，身辺自立に向けて取り組む大切な時期であるが，感覚過敏や手先の不器用さ，運動の巧緻性の稚拙さがあるとなかなか援助も難しい．たいていは「拒否」「怒り」「泣く」など無言の抵抗で表すからである．まずは，その子どもがなぜそのような行動をとるのか，想像してかかわることが大切である．そして家庭と連携して，問題を共有しよう．お母さんも食事，整容，入浴，排せつなどの生活習慣の自立に向けて，困り感は大きいはずだからである．そのうえで園と家庭が同じ方法でかかわることができれば，子どもも混乱せず支援しやすい．
- 食事，トイレ動作は椅子座位が安定していることが大切である．筋肉が弱く椅子の姿勢が保てない子どもには，椅子の工夫が必要となる．たとえば滑り止めを敷くことで，おしりが滑りにくくなると，落ち着かない姿勢も安定し手も使いやすくなる．ムービングクッションは，おしりの部分に固有感覚刺激を与え，落ち着きのない子どもにも使える(㉜)．
- トイレの便座は子どもにとって不安定で怖いものである．手で支えたり，つかまる部分があると安心して排せつができる．

㉜ ムービングクッションの例

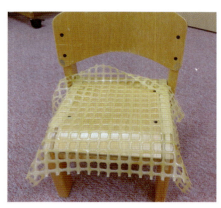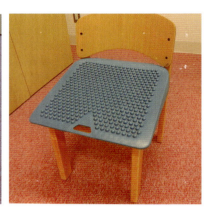

- 感覚過敏や行為の手順の理解不足などがあるときは，①絵カードなど視覚に訴える方法を用いて，手順などの理解を促す(特にトイレ動作など)，②体に触れて介助しなくてはならないとき，触れ方はしっかり触れて援助する．③口の中の感覚が過敏な場合は，スプーンや器など道具の工夫をするなど，無理のない方法で進めよう．
- 食べ物の形態や種類により食事を拒否する場合，べたべたやぬるぬるの感じが嫌で，逆に歯ごたえのあるものなら好きな子どもは多い．しっかり噛むことは固有感覚を使うので受け入れやすいと思われる．好きな形態・種類を探りつつ，無理強いすることなく進める．
- 着脱という活動(**着脱動作**)は，①自分の手足の位置や服の構造を知る，②身体の操作と服の扱い方(㉝)，③手足の動きの順番，④細かい手先の操作と見えないところの操作，⑤身体のバランスと筋力，などが必要とされる難しい行為である．
- 発達につまずきのある子供は，①〜⑤までそれぞれに苦手な部分がある．服に目印などを付ける，手順を変えない，「くるくるポン」「おててがシュッ」となど擬声語(オノマトペ)やリズムを付けるとわかりやすい．

㉝ **右手で服を押さえ，左手で袖口をつかむ**

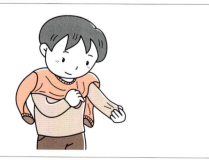

- **整容動作**では，歯磨きが口腔内の過敏で嫌がる子供がいる．口の中は自分では見えないので他者にされるのは怖い．自分で歯ブラシをもって鏡を見て磨いて，それから仕上げをしてみることもよい．
- 「視覚優位」「聴覚優位」というように，人の知覚特性を分けてみる考え方がある．そのように子どもを見てみると，「視る力が優れている」「聴く力が優れている」と，どちらかその子が得意とする方法で説明したり，学習させたりするとスムーズにいくこともある．

> **整容動作**
> 整容動作とは，整髪や洗顔，歯磨き，入浴など，身だしなみを整えること．

遊びについて

- 誰にでも苦手だったり，嫌いな遊びはある．得意で好きな遊びもある．そしてそこには楽しい経験や「やったー」「できたー」といった成功体験の記憶がある．発達が気になる子どもや発達障がいの子どもは，達成感のある体験が少ないだろうと考える．
- そこで，自信につながる好きな遊びをたくさん見つけてあげよう．
- じっとしていない子どもには，トランポリンが好きな子が多い．トランポリンは前庭感覚や固有感覚の欲求を満たすのによい遊具である．バウンドを繰り返すことで脳の覚醒も得られ，落ち着いてくる．ジャンプしながら飛んでくるボールを打つ，あるいは蹴ると，バランスや運動企画にも働きかけられる(❸④(a))．
- 集団に入れない子どもの中には，触覚過敏の子どもがいる．ボールプールの中に入ることは，全身にボールの圧が当たり過敏さが軽減し，楽しみながら

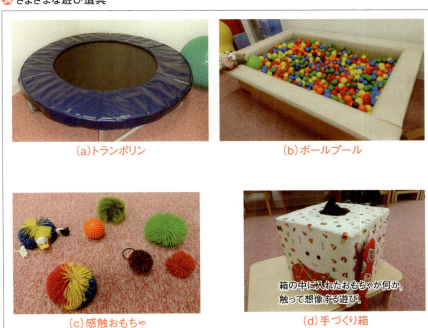

❸④ さまざまな遊び道具
(a)トランポリン　(b)ボールプール
(c)感触おもちゃ　(d)手づくり箱

遊べる．ボールの中にぬいぐるみなどを隠し，"さがしっこ"をすることで違う触覚を感じることができる楽しい遊びになる．何人かで入ることで他児との触れ合いの場をつくることもできる．また自分自身の身体の位置がわかりやすくなり，身体図式の発達も促される(34(b))．ただし，身体が不安定になり，怖い思いをする子どももいるので注意すること．

- 最近は触って楽しむ，感触おもちゃもいろいろ販売されている(34(c))．
- 触覚過敏や手先の不器用な子どもは乳児期，あまりおもちゃや物に手を出さないかもしれない．そのようなときの遊びとしては，手で身体を支えたり，自分で自分の身体に触れたり，保育者の顔に触れさせたりして手を使ってみよう．そして，自分から物に手を出すことを促していく．
- 触って楽しむ手づくり箱(34(d))は，子どもが穴の中に手を入れたい欲求をとらえたおもちゃである．穴におもちゃを隠すことで，見えないところで手を動かして探る．手の触覚や固有感覚をいっぱい使う活動である．幼児期になると工作が盛んになるが，はさみがうまく使えないときは，ばね付きはさみ(35)などを使い，「自分でできた」の満足感を経験できるとよい．

㉟ ばね付きはさみ

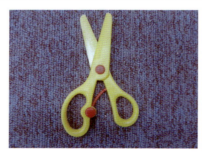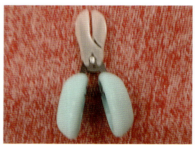

㊱ トンネル遊び

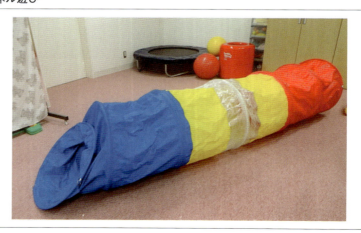

- 身体の使い方がぎこちない子どもは、たとえばトンネル遊びで四つ這いになって狭いところを通るなど、運動企画性のある遊びを取り入れるとよい（㊱）．さらにサーキット遊びのように巧技台やクッションなどにつなげる活動にすることで、何度も繰り返す継続性のある活動になる．

『感覚刺激に過敏な子どもへの介入のポイント』

▶ **主体的・能動的な感覚体験**
自分自身で刺激のコントロールができるような活動（させられるのではなく、自分から遊具などの環境にかかわっていく感覚運動体験が大切）．

▶ **無理に慣れさせようとは思わないこと**
絶対的な安心の中で体験できること．

▶ **受け入れられるものから丁寧に段階づけられた活動**
高さ、安定性、スピード、素材などの視点で分析ならびに段階づける．たとえば、嫌な砂遊びを無理強いせず、その場にいることから始めるなど．

▶ **安心を供給できる空間の活用**
予期せぬ刺激から逃れることで安定を得ることができる（部屋の隅など安心できる場所を見つけてあげる）．

▶ **認知的側面での配慮**
提供する活動の目的や意味を伝え、見通しや予測性をもたせる（遊びの意味や目的、ルールを伝えて、遊びの理解を促すことで、心身の準備ができるようにする）．

土田玲子監．石井孝弘，岡本武己編．感覚統合Q&A 改訂第2版 子どもの理解と援助のために．東京：協同医書出版社；2013．（一部加筆）

> ### 感覚欲求について
>
> 　人は大人でも子どもでも好む感覚があり，気持ちを落ち着かせたり，集中させたりするのにその感覚を求める．たとえば，子どもは大好きなぬいぐるみやタオルを抱きしめたり，指吸いをしたり，遊びでくるくる回ったりする．指しゃぶりは口の中の感覚の強い欲求である．小さい子どもは大人より，体性感覚や前庭感覚の刺激を求める．それは，成長する脳が必要としている感覚だからである．大人は好きな香りを嗅いだりすることでリラックスしたり，運転中，眠気に襲われるとガムを噛む，頬をたたくなどして固有感覚を刺激して覚醒を高める．このように，人はうまく感覚を調整して行動している．
>
> 　発達に歪みのある子どもの場合，感覚欲求ばかりの目立つ行動が固執して長引くようなら，うまく気分を変えたり他の遊びに誘うなど，試みるのも一つの方法である．

- 発達が気になる子どもの保護者に，どのタイミングで医療機関や相談機関を紹介していくのか非常に難しいので，助言する前に，保護者と日常生活の困り感や問題を共有しておくことが大切である．そして一番大切なことは，保育者と子ども，そして保護者との信頼関係が築かれていることである．

発達障がい児の療育方法

- 自閉症など発達障がいの子どもの療育には，現在さまざまな方法がある．TEACCH，PECS，ソーシャルスキルトレーニング，作業療法，理学療法，言語聴覚療法，感覚統合療法，認知行動療法などがあるが，一概にどの療法が優れているというものではないので，広く情報を集め，それぞれの特徴を学ぶことは知見を広げる手助けとなる．

＊TEACCH（Treatmented Education of Autistic and related Communication handicapped Children）．

＊PECS（Picture Exchange Communication System）．

2-10 重症心身障がい児・医療的ケア児の理解と援助

> **学習のねらい**
> 1. 重症心身障がい児の状態像を知り，各種在宅福祉サービスを学ぶ．
> 2. 重症心身障がい児の支援体制や課題について考える．

1 重症心身障がい児（者）とは

- 重症心身障がい児（者）とは，重度の肢体不自由と重度の知的障がいが重複した状態をいう．日本重症児福祉協会の検討会では，これは医学的診断名ではなく児童福祉法上の定義であると述べている．
- 重症心身障がい児（者）施設と国立病院の入所者数は約14,000人，在宅の重症心身障がい児（者）は約29,000人と推定されており，全国で約43,000人の重症心身障がい児（者）がいるとされている（重症心身障害児及び医療的ケア児支援協議会，2019）．
- 重症心身障がい児の約7割が在宅療養で，そのうちの94%は母親によるケアである．
- 重症心身障がい児の状態像は，身体的にほとんど寝たきりで，食事・排泄，着替えに介助を要し，コミュニケーションをとることが難しく，中には痰の吸引など医療的ケアを必要とする子どもも含まれている．

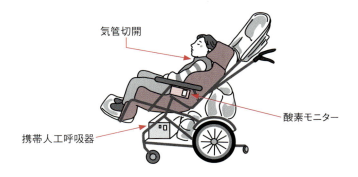

- 重症心身障がい児が施設や病院から退院し，自宅に戻っても，小児の在宅医療体制や家族の介護負担を軽減する福祉体制は不十分であり，母親に介護負担が重くのしかかっている現状である．
- 国は新生児集中治療管理室（NICU）に入院する小児等を受け入れる在宅医療・福祉連携体制の早急な整備を求め，2013（平成25）年に小児在宅医療連携拠点事業の体制について提示している㊲．

> **NICU**
> 専任医師が24時間体制で常駐し新生児3人に1人の看護師が配属されている施設（新生児集中治療室）．

㊲ 重症心身障がい児と医療的ケア児の家族を支える仕組み

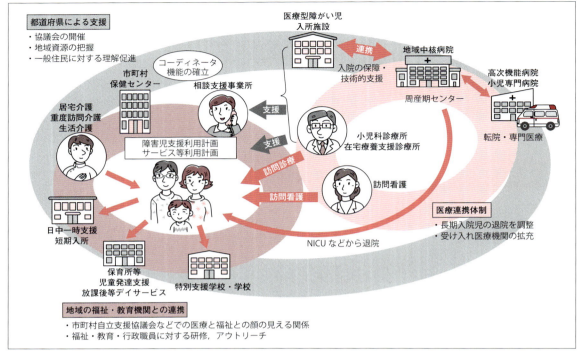

参考：厚生労働省. 平成26年度 小児在宅医療連携拠点事業最終報告書. 2015（平成27年発表）.

2 医療的ケア児とは

- 近年，医学の進歩を背景としてNICU等に長期入院したあと，引き続き人工呼吸器や痰の吸引，胃ろう管理，経鼻経管栄養など日常的に医療処置を必要とする子どものことをいう．
- 2021（令和3）年「医療的ケア児及び家族に対する支援法」が制定された．この法律の制定によって，各自治体は，医療的ケア児に対するこれまでの「努力義務」から「責務」となり，より積極的な支援が求められることとなった．
- 医療的ケア児の中には歩くことができ，会話も可能な子どももいるが，この場合は重症心身障害児の枠には入らない．
- したがって，医療依存度の高い子どもの保健・福祉・教育等は考えていかなければならない課題である．

3 重症心身障がい児・医療的ケア児の支援のポイント

- 在宅療養の医療的ケアの中心を担うのは家族であり，特に母親の負担が大き

❸ 補装具や日常生活用具の一例

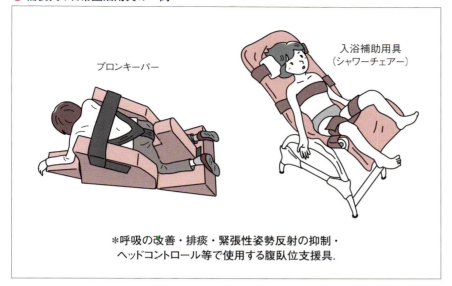

＊呼吸の改善・排痰・緊張性姿勢反射の抑制・ヘッドコントロール等で使用する腹臥位支援具.

い．ケアの疲れを取り，リフレッシュの時間を確保するためにも，支援者によるレスパイトケアは重要である．
- また，親が障がい児にかかりきりとなることで，他のきょうだいに負担がかかるので社会資源の活用を考える．
- 支援者は，障がい児が安心してケアを受けることができるように母親のケアのやり方を踏襲するように心がける．
- 医療，福祉，療育，教育など多職種により構成されたチームによる支援が重要となる．
- 家族以外の人との触れ合いや，本人の関心を引き出す環境構成や遊びなど，重症心身障がい児でも可能な展開を工夫する．
- 補装具や日常生活用具等の活用で，本人や家族の生活能力の向上や，介護負担の軽減を図る(❸)．
- かかわる機関や関係者(近隣の診療機関，緊急時の専門医療，訪問看護，相談支援事業所等)と，緊密な連携と調整が重要である．
- 重症心身障がい児は呼吸器疾患のリスクが高い．誤嚥を防ぐことは呼吸器疾患の予防として重要である(❸)．
- 障がい児のための福祉サービスには❹のようなものがあり，障がい児が受けることができる各種手当等には❹のようなものがある．

レスパイトケア

在宅で障がい児をケアしている家族の代わりに支援者がケアし，家族にリフレッシュしてもらうこと．

❸❾ 誤嚥防止のための姿勢

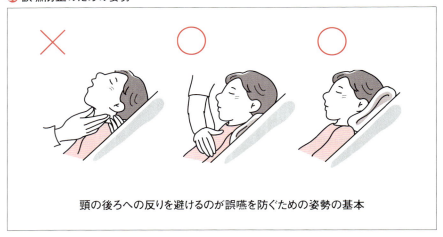

頸の後ろへの反りを避けるのが誤嚥を防ぐための姿勢の基本

❹⓪ 障がい児の福祉サービス

訪問系	居宅介護	●自宅で入浴・排せつ・食事の介助等を行う.
	同行援護	●視力障がいにより移動に著しい困難を有するときに必要な情報提供や介護を行う.
	行動援護	●自己判断能力が制限されている人が行動するときに危険を回避するために必要な支援・外出支援を行う.
	重度障害者等包括支援	●介護の必要性がとても高い人に居宅介護等複数のサービスを包括的に行う.
日中活動系	短期入所(ショートステイ)	●自宅で介護する人が病気の場合などに短期間夜間も含めて施設で,入浴,排せつ,食事の介護を行う.
障がい児通所系	児童発達支援	●日常生活における基本的な動作の指導・知識技能の付与,集団生活への適応訓練などの支援を行う(2012年以前は児童デイサービスと言われていた).
	医療型児童発達支援	●日常生活における基本的な動作の指導・知識技能の付与,集団生活への適応訓練などの支援を行う.
	放課後等デイサービス	●授業の終了後または休校日に,児童発達支援センター等の施設に通わせ,生活能力向上のための必要な訓練,社会との交流促進などの支援を行う.
	保育所等訪問支援	●保育所等を訪問し,障がい児に対して障がい児以外の児童との集団生活への適応のために専門的な支援などを行う.
	居宅訪問型児童発達支援	●重度障害により外出が困難な児童の居宅を訪問し発達支援を行う.
障がい児入所系	福祉型障害児入所施設	●施設に入所している障がい児に対して保護,日常生活の指導及び知識技能の付与を行う.
	医療型障害児入所施設	●施設に入所あるいは医療機関に入院している障がい児に対して保護,日常生活の指導及び知識技能の付与を行う.
相談支援	計画相談支援	●障害福祉サービス等の申請に係る支給決定前にサービス等利用計画案を作成する.また,支給決定後事業者等と連絡調整等を行いサービス等利用計画を作成する. ●継続サービス利用支援,障害福祉サービス等の利用状況等の検証(モニタリング)を行う.また,サービス事業所等との連絡調整や,必要に応じて,新たな支給決定等に係る申請の勧奨を行う.
	障害児相談支援	●障害児支援利用援助:障害児通所支援の申請に係る給付決定前に障害児支援利用計画案を作成する.また,通所給付決定後,事業者等と連絡調整を行い,障害児支援利用計画を作成する. ●継続障害児支援利用援助:障害児通所支援の利用状況等の検証(モニタリング)を行う.また,サービス事業所等との連絡調整や,必要に応じて,新たな通所給付決定等に係る申請の勧奨を行う.

㊶ 障がい児が受けることができる手当

手　当	支給対象等
特別児童扶養手当	●20歳未満で精神または身体に障害を有する児童を家庭で監護，養育している父母等に支給する（申請窓口は市町村）．
障害児福祉手当	●精神または身体に重度の障害を有するため，日常生活において常時の介護を必要とする状態にある在宅の20歳未満の者に支給する（申請窓口は市町村）．

演習　重症心身障がい児や医療的ケア児の通所施設はどこにある？

あなたが住んでいる地域で，重症心身障がい児や医療的ケア児が通所できる施設（児童発達支援・放課後等デイサービス）はどこにあるか調べてみよう！

● 推薦図書
- ドナ・ウィリアムズ著．河野万里子訳．自閉症だったわたしへ．東京：新潮社；2000．
- 津守真．保育者の地平．京都：ミネルヴァ書房；1997．
- フランツ・ヨーゼフ・ファイニク著．ささきたづこ訳．私の足は車いす．東京：あかね書房；2004．
- 小林優華．あいちゃんのそら．東京：ひさかたチャイルド；2007．
- 西原理乃．海くんおはよう．東京：新日本出版社；1999．

● 引用・参考文献
- 岩永隆一郎．OTの臨床実践に役立つ理論と技術．作業療法ジャーナル；47(7)．東京：三輪書店；2013．
- オリバー・サックス著．高見幸郎，金沢泰子訳．妻を帽子とまちがえた男．東京：晶文社；1992．
- 土田玲子監．石井孝弘，岡本武己編．感覚統合Q＆A 改訂第2版 子どもの理解と援助のために．東京：協同医書出版社；2013．
- 加藤寿宏監．高畑脩平，田中信子，大久保めぐみ編著．乳幼児期の感覚統合遊び．京都：クリエイツかもがわ；2016．
- 岩﨑清隆，岸本光夫，鎌倉矩子，山根寛，二木淑子編．発達障害の作業療法 実践編 第2版．東京：三輪書店；2016．
- 谷田貝公昭監．生活の自立Hand book 排せつ・食事・睡眠・着脱・清潔（ラポムブックス）．東京：学習研究社；2009．
- 辛島千恵子：発達障害をもつ子どもと成人、家族のためのADL 作業療法士のための技術の絵本．東京：三輪書店；2008．
- A.Jean Ayres著．佐藤剛監訳．子どもの発達と感覚統合．東京：協同医書出版社；1982．
- 秦野悦子編．ことばの発達入門．東京：大修館書店；2001．
- 時実利彦．目でみる脳 その構造と機能．東京：東京大学出版会；1969．
- 外山紀子，無藤隆．食事場面における幼児と母親の相互交渉．教育心理学研究；38(4)．1990．
- 今塩屋隼男編．障害児保育総論．大阪：保育出版社；2006．
- 井狩芳子．演習 保育内容「健康」―大人から子どもへつなぐ健康の視点―．東京：萌文書林；2014．
- 作業療法と脳科学．作業療法ジャーナル；45(7)．東京：三輪書店；2011．
- Borke, H. Interpersonal perception of young children: Egocentrism or empathy?. Developmental Psychology；5(2)：263-269．1971．
- 柏木恵子．幼児期における「自己」の発達 行動の自己制御機能を中心に．東京：東京大学出版会；1988．

2章 発達と障がい

- 重症心身障害児及び医療的ケア児支援協議会．2019年度参考資料；2019．
- 中村克樹．脳のしくみ．東京：新星出版社；2007　207頁写真
- 今川忠男．発達障害児の新しい療育 こどもと家族とその未来のために．東京：三輪書店；2000．
- 竹下秀子．岩波科学ライブラリー(78) 赤ちゃんの手とまなざし ことばを生みだす進化の道すじ．東京：岩波書店；2001．
- 今川忠男監訳．脳性まひ児の24時間姿勢ケア．東京：三輪書店；2000．
- 斎藤滋．日本における早産の実態と予防対策．日本周産期・新生児医学会雑誌；44(4)：845-849．2008．
- 梶浦一郎，鈴木恒彦編．脳性麻痺のリハビリテーション実践ハンドブック．東京：市村出版；2014．
- 児童育成協会監．西村重稀，水田敏郎編．基本保育シリーズ(17) 障害児保育．東京：中央法規出版；2015．
- 向後利昭監．知的障害の子どものできることを伸ばそう！．東京：日東書院；2013．
- 有馬正高監．健康ライブラリーイラスト版 知的障害のことがよくわかる本．東京：講談社；2007．
- Unicefホームページ
- 厚生労働省ホームページ
  http://www.mhlw.go.jp/
- 笠師知恵，小橋明子．相談援助 保育相談支援．東京：中山書店；2014．
- 山田真．障害児保育 —自立へむかう一歩として—．東京：創成社；2010．
- 白石正久，棚橋啓一，池添素，井上美子．21障害児教育実践シリーズ(2) はじめての障害児保育．京都：かもがわ出版；1992．
- 細田淳子．あそびうた大全集200．東京：永岡書店；2013．
- 梅谷美子．子どもと楽しむ 手あそびわらべうた．京都：かもがわ出版；2010．
- 東田直樹．自閉症の僕が飛びはねる理由2．東京：KADOKAWA；2017．
- 田倉さやか，辻井正次．自閉症スペクトラムの概念と発達支援．作業療法ジャーナル；44(3)．2010．
- 高橋昭彦．小児の在宅医療とレスパイトケア．脳と発達；44：205-210．2012．
- 厚生労働省．日本重症心身障害児福祉協会 第3回障害児支援の見直しに関する検討会．2008．
- 杉山友理ほか．重症心身障害児とその家族に対する訪問看護師の支援に関する文献検討．日本小児看護学会誌；23(1)：29-35．2014．
- 杉本健郎ほか．超重症心身障害児の医療的ケアの現状と問題点．日本小児科学会倫理委員会．2007．
- 厚生労働省 社会保障審議会障害者部会．平成23年生活のしづらさに関する調査．2013．
- 厚生労働省．小児在宅医療連携拠点事業 最終報告．2015．
- 厚生労働省 援護局障害保健福祉部 障害福祉課 障害児発達障害者支援室．2018．

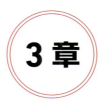

障がい児及び特別な配慮を要する子どもの保育の実際

- 本章は，障がい児保育の実践として保育計画立案時の留意点や事例を通しての評価までを解説する．また，社会的養護施設の入所児では障がいを抱えている子どもの割合が約3割占めており，特別な保育ニーズとして虐待にも触れている．

- 障がいを抱えている子どもには触覚過敏な子どももいるが，保育者の遊びの観察から，保護者と協働し，対応した実践例を掲載している．

- 発達を促す遊びの環境は，「人・物・自然」など，ちょっとしたひと工夫が子どもの興味や関心を引き出す．遊びの中でも，特に感覚刺激（五感をはじめとして固有感覚，前庭感覚など）を通し，子どもの生き生きした表情や態度を引き出す具体的な遊びの教材をわかりやすく紹介していく（考案した紙芝居は，障がいの種別に関係なく視覚障がい児も参加できるよう配慮・工夫している．さらに，著者が作詞作曲した譜面も掲載している）．

- 子ども同士の育ち合いができる統合保育は，一般児にとって日頃から障がい児と一緒に遊んだり生活したりすることによって，自然に障がいに対する理解を深めていき，また，障がい児は一般児からさまざまな刺激を受けて成長し，社会性を身につけるなどの意義をもっている．一方，障がい児を預かる立場の保育者は，障がいや病気に関する専門的な知識はもとより，遊びや生活を通して適切な言葉がけや環境づくりが求められている．本章は，環境づくりのヒントや保護者への対応についても掲載している．

3-1 指導計画及び個別の支援計画

> **学習のねらい**
> 1. 保育の目標を理解する.
> 2. 保育所の役割を知り，保育の目標を達成するための方法を学ぶ.

1 保育計画の背景

- わが国の障がい児保育は，ノーマライゼーションの理念に基づいて実施されており，国は1980（昭和55）年に「保育所における障害児の受け入れについて」厚生省児童家庭局長通知（児発第92号）を出した．しかし，1998（平成10）年3月31日で廃止となった．この背景には，児童福祉法の改正の趣旨を踏まえ利用者の保育サービスの総合的な展開を図るため，「特別保育事業実施要綱」を定め，平成10年4月1日から実施する旨の通知があった．
- 新保育所保育指針（2018〈平成30〉年）は，幼保連携型認定こども園や，幼稚園教育要領に合わせる形で「3　保育の計画及び評価」が総則に記載され「保育課程」という表現はなくなった．一貫性をもって子どもの発達過程を見通すことと同時に保育を体系的に構成し，全職員の共通認識のもとに計画性をもって保育を展開することが求められている．また，「全体的な計画」では，児童福祉法及び関係法令，保育所保育指針，児童の権利に関する条約等と，各保育所の保育の方針を踏まえ，入所から就学までの在籍期間の全体にわたる養護と教育の一体となったかかわりが求められている（❶）．
- 3歳未満児，3歳以上，異年齢の3つの視点から発達過程に応じた保育が求められている（❷）．

> **保育所保育指針**
> 指針は，児童福祉施設の設備及び運営に関する基準第35条に基づき，保育所における保育の内容に関する事項及びこれに関連する運営に関する事項を定めるものである．

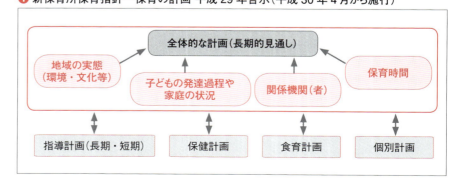

❶ 新保育所保育指針―保育の計画 平成29年告示（平成30年4月から施行）

❷ 新保育所保育指針—3つの視点による保育

【3歳未満】	【3歳以上】	【異年齢】
● 心身の発育と発達が顕著な時期であるが，個人差も大きいので一人ひとりの子どもの状態に即した保育が展開できるように個別の指導計画を作成する．	● 個を大切にする保育を基盤とする． ● 子どもが安心して集団の中で自己を発揮し，友達と協同で遊びが展開され，仲間意識が高まるように計画する．	● 自分より年下や年上の子どもとの交流は，いたわりや思いやりの心や遊びの広がりなど，同一年齢集団では得られない育ちがある． ● 一方，発達の差があるので適切な環境構成やかかわりが必要となる．

保育所保育指針による障がい児保育の関係箇所の抜粋

1章　総則
　3　保育の計画及び評価
　　(2) 指導計画の作成
　　　キ　障害のある子どもの保育については，一人一人の子どもの発達過程や障害の状態を把握し，適切な環境の下で，障害のある子どもが他の子どもとの生活を通して共に成長できるよう，指導計画の中に位置付けること．また，子どもの状況に応じた保育を実施する観点から，家庭や関係機関と連携した支援のための計画を個別に作成するなど適切な対応を図ること．

2章　保育の内容
　4　保育の実施に関して留意すべき事項
　　(2) 小学校との連携
　　　ウ　子どもに関する情報共有に関して，保育所に入所している子どもの就学に際し，市町村の支援の下に，子どもの育ちを支えるための資料が保育所から小学校へ送付されるようにすること．

4章　子育て支援
　2　保育所を利用している保護者に対する子育て支援
　　(2) 保護者の状況に配慮した個別の支援
　　　イ　子どもに障害や発達上の課題が見られる場合には，市町村や関係機関と連携及び協力を図りつつ，保護者に対する個別の支援を行うよう努めること．

平成29年 厚生労働省告示第117号 保育所保育指針（平成29年3月31日）．（一部抜粋）

> **指導計画作成時のポイント**
>
> ▶ 1日の生活リズムや在園時間が異なる子どもが共に過ごすことを踏まえ，活動と休息の調和を図るよう配慮する（保育利用時間の多様化）．
>
> ▶ 午睡は体力を回復したり脳を休ませたり，成長を促すために大切な役目があるが安心して眠ることができるように環境を確保することは重要である（ただし睡眠時間は個人差があるので一律にならないように配慮する）．
>
> ▶ 障がいのある子どもの保育については，一人ひとりの状態が多様であることから，子どもの発達過程や心身の状態を把握し理解することが大切である．またクラスの指導計画と併せて関連付け，他の専門職と連携・調整を図る．

子ども・子育て支援法による障がい児保育について

- 子ども・子育て支援法は，2015（平成27）年4月1日に施行された．市町村計画における障がい児の受け入れ体制の明確化や，利用手続きにおける障がい児への配慮（優先利用の仕組みの対象）がなされている．
- 従来の財政支援措置（一般財源）を基本とするが，公定価格において障がい児を受け入れる施設において，主幹教諭，主任保育士等を補助する職員を配置して，地域の子ども（非在園児）の療育支援に取り組む場合の加算を設ける．
- <u>地域型保育事業</u>については，公定価格において，障がい児数に応じた職員加配の加算（2：1配置）を設ける（居宅訪問型を除く）．
- 地域子ども・子育て支援事業における障がい児対応として，「一時預かり事業」「延長保育事業」において，障がい児等の利用を想定した「訪問型」を創設．

> **療育支援加算（「子ども・子育て支援法」で創設）**
>
> ▶ 主任保育士専任加算の要件
>
> 主任保育士を保育計画の立案等の業務に専任させるための代替保育士を配置し，下記の①から⑤の事業から複数実施している場合．
> ①延長保育事業，②一時預かり事業，③病児保育事業，④乳児が3人以上利用している施設，⑤障がい児（軽度障がい児を含む）が1人以上利用している施設．
>
> ▶ 療養支援加算が適応される施設の役割
>
> 加算が適応される施設においては，保護者や地域住民からの育児相談，地域の子育て支援活動を積極的に取り組むこと．
> ※非常勤職員であって，資格の有無は問わない．
> ※市町村が認める障がい児とし，身体障害者手帳の有無は問わない．

一般財源
国や地方自治体の財政において，使途が特定されていない財源のことをいう．

公定価格
経済統制の必要上，国が決定する物品の価格のこと．

地域型保育事業
2015（平成27）年度からスタートした「子ども・子育て支援法」の一環で4つの保育事業（小規模，家庭的，事業所内，居宅訪問型）がある．

- 「放課後児童クラブ」において，障がい児を受け入れた場合の職員加配の加算を拡充（従来の加配職員1名に加え，5名以上の障がい児を受け入れた場合はさらに1名加配）．
- 多様な主体の参入促進事業において，認定子ども園が私学助成，障がい児保育事業の対象にならない障がい児を受け入れた場合の財政支援を創設した．

2 保育目標の設定

養護

- 十分に養護の行き届いた環境で安心できる雰囲気の中で子どもの欲求を満たし，生命の維持及び情緒の安定を図る．
- 生活に必要な基本的な生活習慣や態度を養い心身の健康の基礎を培う．

教育―5領域：健康，人間関係，環境，言葉，表現

- 人とのかかわりの中で，人に対する愛情と信頼感，そして人権を大切にする心を育てる．
- また，自主，自立及び協調性の態度を養い道徳性の芽生えを培う．
- 生命・自然及び社会の事象について関心や興味を育て，それらに対する豊かな心情や思考力の芽生えを培う．
- 生活の中で，言葉への興味や関心を育てたり，相手の話を聞いたり理解するなど，言葉の豊かさを培う．
- さまざまな体験を通して豊かな感性や表現力を育み，創造性の芽生えを培う．

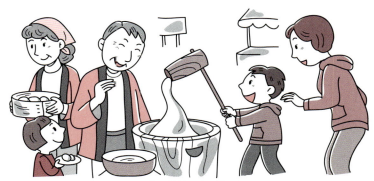

園庭で地域の人と餅つき

指導計画作成時のポイント

- 子どもの実態を把握する．
- 指導計画の目標は「〜ができる」といった目に見えることだけでなく，育っている，育とうとしている子どもの心情，意欲，態度を入れることが大切である．
- 一人ひとり違った活動をしているように見えても，クラスやグループに共通する育ちがある．
- 子どもの姿の実態を把握するうえで3つの視点が考えられる．1つめは生活への取り組み（食事，睡眠，排せつなどの基本的生活習慣），2つめは人との関係（保育士や他の子どもなど），3つめは遊びへの取り組み（何に興味をもち，何をしようとしているのか）である（❸）．

❸ 幼児期の終わりまでに育ってほしい10項目―子どもの主体的な遊びから得られる学び

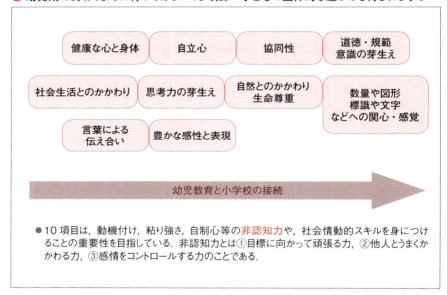

- 10項目は，動機付け，粘り強さ，自制心等の非認知力や，社会情動的スキルを身につけることの重要性を目指している．非認知力とは①目標に向かって頑張る力，②他人とうまくかかわる力，③感情をコントロールする力のことである．

親子遠足　　　　　親子運動会

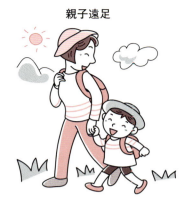
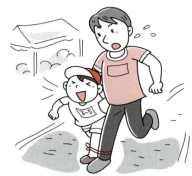

- それぞれの視点で子どもをとらえる際に個人差を大切にする．まずは，子どもが何に興味・関心をもっているのか，得意なことは何かに目を向け，うまくいっていないときは，何につまずいているのかを把握することが大切である．
- 子どもと大人（保育士や保護者など）の関係性と子ども相互の関係性を読み取ることが大切である．
- 実態把握をしたうえで，養護と教育の視点から子どもの心情，意欲，態度が体験できる内容を具体的に設定する．
- そのとき，家庭との連携や季節の変化，行事との関連性を考慮する．行事などは，子どもの自主性を尊重しながら保育所と家庭での日常の変化に潤いがもてるように，日々の保育の流れに配慮したうえで，ねらいと内容を考えることが重要である．例として，親子遠足や親子運動会などがあげられる．
- 具体的に設定したねらいや内容を子どもが体験できるように，物，人，自然事象，時間，空間を総合的にとらえて環境を構成する．そのとき，大人主導で展開する環境ではなく，子どもの気づき，発想や工夫を大切にしながら，子どもと共に環境の再構成をしていくことが大切となる．
- 行事のときは，日々の保育の流れとは異なる．特に発達障がいの子どもは身につけた行動を変えることを苦手としていることが多く，行事のときは落ち着かなくなったり，興奮することもあり，普段できることもうまくできないことがある．そこで事前に，いつ，どこで，どんなことをするのかオリエンテーションすることが必要であり，低年齢でも話しておくと混乱が少ない．

3 指導計画の立案の流れ

子どもを取り巻く背景を把握する

- 保育の計画を立て，子どもの成長・発達を促すためには，園での様子だけでなく，家庭での姿をとらえておくことが重要となる．

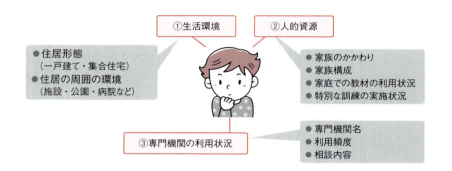

子どもの姿を把握する

- **生活への取り組み**（食事，睡眠，排せつ，衣類の着脱など）．
- **人との関係**（他の子に対する興味，注意を自分に向けようとするか，要求のあるときはどうするか，視線が合うか，名前を呼ぶと振り向くか，困ったときに助けを求めるか，など）．
- **遊びへの取り組み**（何に関心をもち，どんな遊びをするかなど）．
- **行動の特徴**（落ち着き，こだわり，感情のコントロールなど）．
- **移動動作**（寝返り，座位，四つ這い，歩く，階段昇降，筋肉の緊張や低下など）．
- **手の運動**（わしづかみ，スプーンを使える，はさみを使える，箸を使えるなど）．
- **医学的配慮**の事項など（てんかん，服薬など）．

保育内容の見直しと改善を図る

- **指導計画は子どもや保護者の状態に応じて柔軟性をもたせる**．子どもが新しい環境に慣れ，保育者との信頼関係ができたら，長期目標や短期目標を再度検討し，必要があれば修正する．

集団保育と個別支援の育ち合う関係づくり

①**集団保育**

- 障がいのある子もない子も集団の中で共に学び育ち合う関係づくりには，園全体での大きな行事（運動会）や自由遊びの時間帯などの影響が大きく，それ

らによって集団での関係は変わってくる．
- 数々の集団で"ちょっと気になる子"も同じように参加することが保育の前提になりがちであるが，==対人関係に関する発達段階の実態を見て，小グループから手始めにかかわったほうがよいのか，見極めることが大切である==．
- たとえ集団の中でおとなしくしている子どもであっても，その子が十分な活動ができていなかったり，自己主張ができていなかったりしている場合は保育者には「特別な保育的ニーズ」があるとしての対応が求められる．
- 集団のよさをその子が楽しむ工夫が必要で，一緒に過ごすことでその子の活動の幅が広がるには時間的な配分やどんなグループがよいか，活動内容は適切かなど見通しを立てながら考える．

②個別支援
- 障がいの特性に合わせた生活支援（排せつ，食事，こだわり，人間関係など）について，個別に実態を把握しておく．

③保育者間のチームワーク
- 保育者によって理解や対応がバラバラでは，一貫性のない保育になってしまう．

計画を実現するための留意点

① 一般児も障がい児も，共に自分の力が十分発揮できるテーマや内容であること．

② 障がい児が活動のどの部分にどのように参加するのか．事前に活動の過程や参加の仕方を考える．

③ 子どもが見通しをもちやすいように活動の場所や場面を整備する．

④ 子どもの障がいや発達に合わせた遊具や補助具を準備する．

⑤ クラス編成時（統合保育）に，障がい児を発達レベルに合わせたほうがよいのか．または暦年齢に入れたほうがよいのか考える．片山らの報告にあるように，一般児の年齢が低いと障がい児に関心を示さず，障がい児が孤立する場合もある．また，一般児に合わせた内容が難しく，障がい児が「お客さん」になる場合もある．そう考えると，統合保育のクラス編成は一般児と障がい児の共に育ち合うという視点できめ細かい配慮が求められる．

⑥ 障がい児保育の担当になった場合，保育者間の連携がうまくいかず，障がい児の動きに保育者が振り回されて，一般児の保育がおろそかになったりすることはよくない．そこで，統合保育を実施する場合は，クラス全体を見渡す役割と障がい児を見守る役割など，保育士の役割を分担する必要がある．

【文献】
片山義弘・片野隆司編．幼児教育・保育講座 15 障がい児保育．東京：福村出版；1993．

事例

障がい児に対する保育の一貫性がなかった

　自閉症のS君は4歳児クラスにいたが、物事に集中する時間が短く、15分程度は活動に参加しているが、そのうち制作した紙トンボを捨てて園庭に飛び出してしまった。2歳児クラスを担当し園庭で保育をしていたB保育士は、慌てて他の保育士に保育を代行してもらい、S君を急いで担任保育士の元に連れて行くと、担任保育士から「申し訳ないけどそのままにしてほしかったの。後で仲良しのAちゃんに呼びに行ってもらおうと思っていたの」と言われてしまった。

　翌日、5歳の注意欠陥多動性障がい（ADHD）のT君が朝の集いから抜け出し、砂場やブランコの間を走っているのが見えたが、B保育士は前日のことを思い出し、そっとしておこうと思いそのままにしていたら、「T君がいない」とC保育士が顔を真っ赤にして探し回っていた。B保育士は、C保育士から「どうしてT君を見たのにすぐ知らせなかったのか」と強く叱責され、悲しい思いをした。

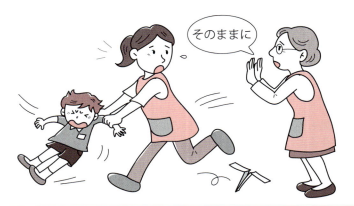

❓ 考えてみよう！

- S君・T君の対応は、担任だけでなく園全体で協働してかかわることが重要である。自閉症やADHD児の支援について、園内研修やケースカンファレンスを通して保育士間の共通理解を図る。
- 担任一人では対応が困難な場合は、チームで取り組む。
- 園内研修は、園長、保育士、栄養士、看護師、事務職など子どもにかかわる職員ができるだけ参加するのが望ましい。

4 指導計画及び個別計画の作成

- 全体的な計画は，子どもの発達過程を踏まえて保育の内容が組織的・計画的に構成され，保育所全体を通して総合的に展開する必要がある．指導計画は，全体計画に基づいて長期的な計画と短期的な計画を作成する．
- 家庭の育児は，親の生活リズムが子どもの生活リズムに反映されることが多く，育児は親が育った環境や身近な人の子育てを見たり，聞いたりしながら試行錯誤の状態で行っている．
- 保育所の場合，さまざまな育児環境の家庭から来ている子どもを保育するので，経験や勘に頼ることはできない．したがって，保育者の経験年数や技量や持ち味にかかわらず，すべての保育者が課題を共有し，課題解決のための指導計画を確認することが重要である．
- そして，その指導計画は全体的な計画と一体となり，個別計画にも反映されるものである．
- 障がいのある子どもの保育は，一人ひとりの状態が多様であるため，子どもの発達過程や心身の状態を把握し，理解することが必要である．必要に応じて個別の指導計画を作成し，クラスの指導計画と関連付けておくことが大切である．

指導計画の展開に向けて

- 園長，保育士，栄養士，看護師，事務職等全職員の役割分担と協力体制の確認をする．
- 子どもの主体的な活動を促すためには，子どもの興味や関心がどのようなことに向けられたか，保育士等は子どもの心の動きに関心をもち，多様なかかわりをもつことが重要であり，情緒の安定や発達に必要な豊かな体験が得られるように援助する．
- 保育士は子どもの実態の把握や状況の変化などに即して保育の過程を記録し，指導計画の内容の見直しをしながら改善を図ることが重要である．さらに，子どもの状態の変化に応じた柔軟な計画の立て直しや援助の見直しは大切である．
- 保育内容の評価は，個々の保育士が行うものと保育所全体で行うものがある．
- 保育士の自己評価は，保育計画や保育記録を通して保育実践を振り返り，専門性の向上と保育実践の改善に努める．
- 保育所の自己評価は，結果を保護者や地域に公表するように努め，共通理解を得るようにする．保育所での保育内容を保護者や地域住民に明らかにし，意見を聞くことが望ましい．

❹ 指導の計画

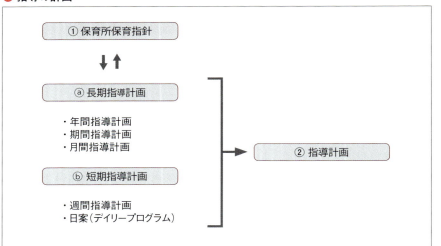

①保育所保育指針：1965（昭和40）年に保育所保育のガイドラインとして制定された．2018（平成30）年に改定．
②指導計画
ⓐ長期指導計画：子どもの生活や発達を見通した計画．
　・年間指導計画：年度の初め，4月から翌年3月までの1年間の生活を見通して立てる指導案．
　・期間指導計画：年間計画を具体化するために，学期ごとや数か月単位で見通しを立てる指導案．
　・月間指導計画：期間指導計画を具体化するために1か月の生活を見通して立てる指導案．
ⓑ短期指導計画：長期指導計画に関連しながら，より具体的な子どもの日々の生活に即した計画．
　・週間指導計画：月案を実施するために継続性を考え，1週間を見通して活動を具体化する指導案．
　・日案：一日の子どもの生活時間を見通して細かく立てる指導案．

個別計画の作成

- **個別計画は，保育目標や保育方針を具体化し実践する計画である**．子どもの状況を考慮し，一人ひとりの子どもが必要な体験が得られ，保育が展開されるようにねらいと内容，環境構成，予想される活動，保育者等の援助，家庭との連携など具体的に作成する．

①計画作成時の考慮点

- 初めから完璧な計画をつくろうとしなくてもよい．やり直したり，付け加えたり，修正することで，少しずつ確かなものにしていく．

> 障がいのある子は，自分の行動をうまく環境に適応できなかったり，わずかな環境の変化で様子が変わってしまうこともあり，予想と異なる姿が出てくる．日々の積み重ねの中で，ねらいや内容など計画に修正が必要になることがある．

- 子どもの問題点だけではなく，よい点も踏まえて作成する．また，得手なこと苦手なことや，保育者の願いなども記入する．

> 気になる部分だけがクローズアップされがちであるが，その子の全体の姿を正しくとらえるためにも，一部分だけにとらわれることなく注意深く見てかかわっていく．

- 子どもを見る視点や，感性を大切にする．

> 場合によっては親からの情報を参考にしたり，他の職員の意見も受け入れる．

- 子どもの特性や困っていることや興味・関心を考慮し，他の子と一緒に取り組めそうな遊びや活動を設定し，他の子どもたちにとっても実りあるものにすることが大切である．
- ねらいを達成するためには，子どもが自ら環境にかかわって，さまざまな活動を生み出していけるようにする．

> 絶えず子どもとかかわりながら理解を深め，子どもにとって適切な働きかけは何であるのかを考え，柔軟な対応ができるような腹案をもつことも大切である．

> たとえば，クラス大半の子どもたちは体を動かすことを好み，ルールを理解しドッジボールを楽しんでいる．A君は体を動かすことが苦手で，ルールもあまりわからず，室内で過ごすことが多い．しかしドッジボールにかかわれる部分はどの部分なのか（たとえば，保育者と一緒に枠から外れたボールを拾いに行ったり，保育者と一緒に審判の役割を果たすなど）その子どもの参加できることは何か？　どのように変えたら参加できるのかを考える．また，時にはA君の好きだったり得意な遊びをみんなで行うことも一つの方法である．

②計画作成の実際

- 様式や書式に決まったフォームや項目はないが，縦軸に「子ども側の視点」，横軸には「保育者側の視点」として，子どもに必要だと思われる項目を記入すると，使いやすくわかりやすい（p. 115 参照）．

子ども側の視点（縦軸）

①身辺の自立や生活習慣（食事，排せつ，着替え，歯磨きなど）
②遊び（粗大運動⇒体を使った遊び・巧緻動作⇒指先などを使った遊び）
　素材（紙，粘土，砂，水など）での遊び
　固定遊具での遊び，好きなおもちゃなど
③人とのかかわり（順番を待つ，友達と一緒に遊ぶ，ルールを守る，片付けなど）
④医療機関や療育機関とのかかわり
⑤その他（行事への参加状況，家庭の様子など）
　親の保育計画の参画……
　　・園と家庭が共通の目的や手立てをもち連携し合うことが，より子どもの支援が充実したものとなる．
　　・個別指導計画の作成の主体は園（保育者）であるが，親が参加することで，スムーズに子どもの生活や遊びのつながりができ，また相互理解が深まり，支援の一貫性が図れる．

保育者側の視点（横軸）

子どもの姿を把握する
- 目標やねらい（長期，短期）
- ねらいの方向性（心情，態度，意欲）
　　※子どもの姿を見る視点に関しては，本書「2章 発達と障がい」「3章 障がい児及び特別な配慮を要する子どもの保育の実際」を参照．

③個別計画の記入に際して

(1) ねらいの具体化

- ねらいは,できるだけ具体的にする.

  たとえば,「やめさせたい行動」は具体的に,「友達をたたいたりしない」「物を投げたりしない」などと記入すると,かかわり方や援助の手立ても考えやすくなる.

(2) 指導の援助

- 目標を達成するための援助方法を考える.

  子どもの普段の姿から推測して記入する.実践してわかったことやわからなかったこと,難しかったところなどを後から書き加えられるようにする.

- 指導の手立てが達成できるように,順調に運ぶために必要な心配りをする.

  安全性を確保し,興味や欲求に即し,発達に応じた環境づくりなどを記入する.特にイメージをわかせたり,膨らませたりすることが大切である.

(3) 指導の評価

- 評価は,子どもとのかかわり方を振り返り,次の計画につなげていくうえで重要である.

  子どもの実像と,目標や指導の手立てが適切だったかを振り返って記入する.「よかった部分の評価」「悪かった部分の評価」「次の目標につながることの評価」を記入する(日々の「保育日誌」や「個別記録」などに 具体的な子どもの表情や言動を記録することで,内面の変化をとらえることができる).

④園行事計画との兼ね合い

- 園生活の中で「行事」の存在は大きく、「行事」と一口にいっても、次のとおり多くの行事が行われている．
  - 成長の節目を喜ぶ、儀式的な入園式や卒園式のような行事．
  - 季節や文化を伝承する、子どもの日、七夕、お餅つき、豆まき、ひな祭りなどの行事．
  - 日常の保育の成果やまとめを発表する、運動会や生活発表会などの行事．
  - 親子の触れ合いを促していく、遠足や見学会など日常と違った環境での行事．
  - 健康や安全を目的にした、身体測定や避難訓練などの行事．
  - 園独自に設けている行事．

- 行事は日々の園生活に「変化や潤いを与える」一方、ハードな練習であったり、日課の変更や集団行動が多く求められたり、物の配置や装飾などいつもと違う環境になる場合も少なくない．「気になる子ども」や発達障がいのように「感覚過敏をもつ子ども」などは、戸惑いや困難を感じたり、拒否したり、落ち着かなかったり、場合によっては登園を拒否する場合もある．

⑤行事実施時の配慮点

- 園行事は、「上手に・そろって・きちんと・きれいにまとめる」等を優先的に考えられがちであるが、**行事は子どもと親が触れ合う場であったり、季節感や地域の文化や伝統を知る機会である**．
  - 子どもが日常では経験できない行事を楽しいと感じ、喜んでやってみようという意欲が引き出せるようにあらかじめ行事についての話をする．
  - 保育者は当日までのプロセスや行事後を通して「子どもの何を育てるか」という視点をもつ．
  - 子ども側から見て「やらされる」行事ではなく、子どもが主体的に「やる」行事となり、実施後も子どもと一緒に「どうだったか」という評価ができる場をもつことが大切である．
  - 一人ひとりの子どもの発達や興味、能力や特性の違いに配慮するような心配りが求められる．
  - 当日、多少の変更があってもよいように、余裕をもった日々の指導計画を立てる．

行事について感じたこと（他職種からの意見）

　保育所や幼稚園，学校の行事が近づくと気持ちが不安定，行動が落ち着かなくなるなどの子どもたちと多く出会ってきた．一緒に遊んでいてもいつもと違い，なかなか集中できず，リハビリにも支障を来すことがあった．ある子は頻尿になっていたし，また，ある子は園に行きたがらないとお母さんも困っていた．
　発達に問題のあるお子さんにとって行事とは，日常生活にまで影響を及ぼす大きな出来事である．楽しみ，うれしさ，不安，恐怖といった精神的な動揺がある．通常の保育スケジュールと違って，予測のできない多くの処理しきれない感覚的な刺激でパニックになってしまうこともある．でも，楽しいことは大好きなので，行事がその子にとって楽しみや達成感が得られるような役割があることと，保育者のゆとりある言動が，子どもにとって実りある行事となるであろう．

指導計画の作成

次の事例を読んで，❺の「指導計画表」をつくってみよう！

知的障がいを伴う発達障がい児の生活

- **名　　　前**：○○　○○　年齢・性別：5歳　男児
- **診　断　名**：広汎性発達障がい（知的障がいを伴う）
- **手帳の有・無**：療育手帳 B⁻（軽度）
- **生　育　歴**：平成〇年〇月〇日2,780gで出生．普通分娩で出生時異常なし．混合栄養．定頸5か月，寝返り7か月，座位9か月，人見知りなし．四つ這い11か月，独歩1歳4か月，初語17か月
- **家族構成**：母・姉・本児の3人家族．姉8歳，母親33歳．父親の姉への虐待と母親への暴力があり離婚．
- **経済状態**：母親のパート収入と児童扶養手当
- **支援経過**：乳幼児期から母親が本児へ虐待があり，保健センターや児童相談所が関与．1歳で保育所入所，1歳半健診で発達の遅れを指摘され，2歳から児童発達支援事業所に週2回通所．

　母親は，家事・育児能力共に低く，ストレス状況になると本児に対して身体的虐待がある．育児の相談相手は主に祖母である．

　本児の健康状態は概ね良好であり，医療的ケアは特に必要なし．食事は，食べるものに偏りがある．スプーン，フォーク，コップ使用．箸も使用するが，うまく使えない．椅子座位で姿勢が崩れることが多い．排せつは昼間自立．ときどき夜尿あり．着脱は介助なし．ボタンやファスナーのかけ外しに時間を要するも自分で取り組む．入浴は介助なしで身体や頭を洗う．手洗い洗顔は声掛けや見守りが必要．歯磨きは嫌い．危険予知が不十分で道路への飛び出しがときどきあり，買い物中，迷子になることもときどきある．家では主張が強く，怒って泣いて拒否するが，保育所では自己主張少なく，嫌な場面では動かなくなる．気持ちの切り替えに時間がかかる．言葉で気持ちや状況を説明することは難しい．簡単な会話は可能であるが，わかっていないこともある．友達と一緒に遊んだり，ルールのある遊びは苦手でプラレールが好き．部屋の隅にいることが多く，電車の絵本を見ている．人になじむのに時間がかかり，集団行動から外れやすい．大きな音や声，特定の音を嫌い，耳ふさぎが多い．保育所で楽しい時間がない様子．登園をしぶるときもある．保育所が楽しく，楽しいことが増えるとよい．児童発達支援事業所では，友達にカードを配るなど役割をもつ．耳ふさぎする場面は少なく歌遊びに参加する．

　家庭児童相談室では，今は母親からの暴力は落ち着いているが，母のストレスがたまると手が出てしまう．月1回の面接を行い，本児への対応で苛立ってしまうときなどの，具体的なアドバイスなどを行っている．

3-1 指導計画及び個別の支援計画

❺「指導計画」の作成例

幼児名：　　　　　　　診断名：　　　　　　　生年月日：
作成日：　　　　　　　評価日：　　　　　　　記入者：

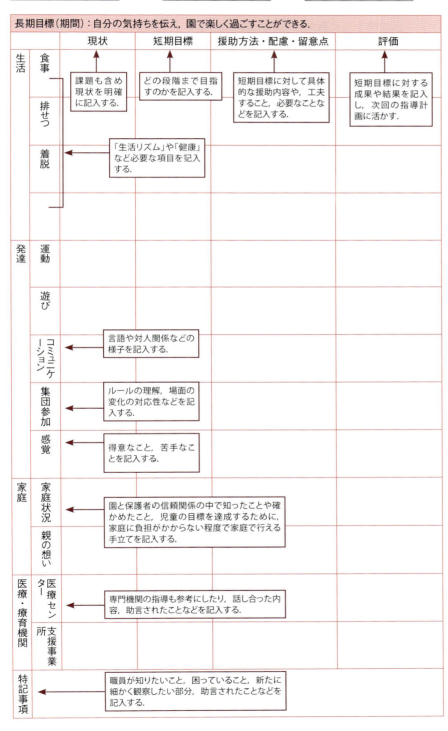

115

5 子どもを理解する手がかり

- 保育士が一人の子どもと出会い，その子や家族を理解しかかわっていく過程は，医療職や福祉職が，障がい児(者)や家族を支援するための計画作成・実行・評価していく過程と似ている．なぜなら，それは生活や遊びを媒介として発達を促す職種であり，数値では表すことが難しい重要な発達の変化や出来事を大切に考え，細かい観察と子どもを理解するための知識と，子どもとかかわる技術が要求される仕事だからである．
- **一人の子どもを理解するには，決して一場面からだけではなく，さまざまな場面の観察が必要となる**．子どもの行動は，そのときの健康状態を含めた生理的な状態や時と場所などで変わってくる．たとえば，おなかがすいていたり，眠かったり，小さな傷が1つあるだけでイライラして乱暴になったり，また，家族関係や友達関係で不安や葛藤を抱えていると，落ち着かない行動や無気力な行動をとったりすることがあるからである．

個別保育目標を立てる前の留意点

- 目標を立てる際に大切なことは，子どもの障がいの特性と程度について理解していることである．
- 子どもが示すさまざまな反応は，子どもの生活環境，親の養育に対する姿勢などが反映されるので，**子どもの生育歴や生活環境，親の養育に対する考え方などを知ることは大切である**．なぜなら，子どもの動きや反応から，この生活動作はできると専門職が予測することができても，親が子どものすることに何から何まで手を貸して子どもの発達を阻害していることがあるからである．この場合，子どもの意欲や自信をどう育てていくかが課題となる．
- 子どもの発達の現状を把握し，これからの発達の方向性を見いだすことが大切となる．それには，現場で直接子どもの行動を観察し，子どもがどんなことに関心や興味を示しているかを把握する．また，障がいにより自力でできないことであっても，どんな援助があればできるかなどを考えることは，具体的な保育内容や方法に反映してくる大切なことである．
- 子どもを観察する際に，保育士の観察視点も大切であるが，他者(同僚や先輩，家族など)からの情報を入手することも重要である．特に，発達障がい児の場合は，環境に左右されることが多く，異なる場ではまったく違う姿を見せることがあるからである．
- 保育者が失敗したり，困ったことに遭遇しても一人で抱え込まず，同僚や先輩に相談し，協力し合える人間関係をつくっていくことが大切である．そのことが専門職としての成長につながり，ひいては子どもとの関係づくりにも影響するからである．
- 保育所保育指針解説書で「指導計画」について，保育課程に基づいて具体的な

ねらいと内容，環境構成，予想される活動，保育士等の援助，家庭との連携などを考慮し，短期計画（週，日），長期計画（年，期，月）というように，見通しをもった個別計画の作成が求められている．

事前情報として知っておくべきこと

- 早産で予定月より早く生まれる場合は，修正年齢で子どもの発達状況をとらえることが多い．たとえば，予定日より2か月早く生まれたら，暦のうえでは生後2か月であるが，予定日を勘案し修正0か月と見る考え方である．
- 出産時の状況や，これまでの子どもの発達経過・健康状態などの生育歴を把握することは重要である．また，これまで子どもにかかわった機関（医療，教育等）や福祉制度の利用状況等の情報も関係機関から情報を得ておく．
- なぜなら，障がいをもった子どもにてんかんや心臓疾患など医学的なケアを必要とする子どもが少なくない．そのため，保育の際に配慮しなければならないことや緊急事態の対処について親からの情報だけではなく，医師の指示を受けておいたほうがよい場合がある．また，これらの情報は職員全体で共有することが重要である．
- 一人ひとりの発達にある程度の個人差はあるが，特に大きく逸脱して遅れているところや気になるところはないか，また，ある場合はどのようなことなのかなども把握しておく（たとえば，言語面は年齢相当であるが，運動面で体の使い方が不器用であるなど）．
- 子どもを取り巻く人的環境の家族構成や社会的背景を把握することは大切である．特に，育児のサポート体制として，父・母・兄弟・祖父母など手助けしてくれる人の存在は，保護者にとっても障がい児の成長にとっても大きな支えとなる．さらに，医療機関や教育機関と定期的なつながりがあるか，なども把握する必要がある．
- また，子どもの障がいについての知識をもつことは大切である．知識は，子どもの生活を援助していくときに必要であり，また，危険回避のためにも大切である．
- 子どもを理解する手がかりとして「診断名」がある．しかし，診断名によって安易に子どもの症状や行動を決めつけることは避ける．それは，同じ診断名であっても一人ひとりのニーズや個性の違いがあり，子どものありのままの姿を理解し，そのうえで障がいの特性について学んだことと併せて理解することが大切である．
- 障がいによっては非常に骨折しやすい疾患であったり，音や光でてんかん発作を誘発しやすい疾患であったりするので，特別な配慮を必要とする意味からも障がいに関する知識は必要である．
- 発達障がいは，乳幼児期に診断がついても暫定的で，なかなか確定診断には至らないことがあるので，これまでの発達過程の全容を見ることも大切となる．

修正年齢

早産児の発達や発育については，実際に生まれた日ではなく出産予定日を基準に考える年齢のこと．

> **主な発達検査・知能検査**
>
> KIDS乳幼児発達スケール，新版K式発達検査，田中ビネー知能検査，WIPPSI知能診断検査，WISC-IV知能検査，K-ABC心理教育アセスメントバッテリー，ITPA言語学習能力診断検査，日本版ミラー幼児発達スクリーニング検査などがある．

- 他機関からの情報で発達検査などの結果があれば，発達状態を客観的にとらえるため参考となる．しかし，検査結果はあくまでも子どもの姿の一面であり，発達の特徴や傾向として見るべきである．それは，乳幼児期の子どもの能力は，十分に変化しうると考えるからである．

初回面接

- 初めての面接では，障がい児と保護者，祖父母など複数の人と会うことがある．そのとき，親が子どもに接する態度（表情，声掛け等）や子どもが親や祖父母に示す反応など，面接は子どもの人的資源の関係性を客観的に把握できるよい機会となる．さらに，保育士は，保護者の子育てに対する考え方，園に対する期待なども把握しておく．また，準備しておいた情報と，自分の目で観察した子どもの姿の相違もとらえておき，子どもの障がいに対する親の理解度や考え方も聞いておく．

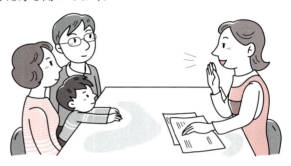

- 保育所や施設の環境への子どもの反応は大切である．子どもがホールやトイレや保育室などに怖がらないで入室できるか，移動時に困難なところはないか，子どもが関心や興味を示した場所や遊具なども観察する．

> **保育者の面接における心構え**
>
> ▶保育者の身だしなみ，話し方（表情），しぐさ（態度）は，利用者との信頼関係を築くうえで非常に大切である．

参考：笠師千恵．小橋明子．相談援助 保育相談支援．東京：中山書店；2014．

保育

- 日々の保育記録を基に子どもの理解を深めていく．「なぜ，あの子はあのような行動をとったのだろう」「どうして一人でくるくる回っていたのだろうか」など，状況の前後関係や子どもの心身状態と併せて振り返って考える．
- 日々のエピソードを記録しておくのも大切だが，観察点を以下のような項目でまとめておくと，子どもの全体像を把握しやすい．

運動・感覚・姿勢	●お散歩のとき，じっと木漏れ日の葉っぱの揺れを見続けていた． ●お散歩では○○メートルを一人で歩いた． ●手先も器用になり，はさみも使えるようになってきた．
遊び	●保育士が励ますと，滑り台の階段を一人で上り滑ってこられた． ●そして，保育士がほめるとうれしそうな表情を見せた． ●積み木遊びに集中して，6個も積んでいた．
日常生活動作	●食事：完食したが，こぼす量が多かった（スプーンの持ち方のせいだろうか，スプーンの形だろうか）． ●排せつ：トイレに行くよう促したが，嫌がって逃げてしまう． ●睡眠：お昼寝はなかなか布団に行かず，うろうろとすることが多い． ●着脱：着替えるのを嫌がり，逃げていく（好きではない服だったのだろうか，なぜ嫌がったのだろう）．
言語	●ときどき大きな声を出す（うれしいときのように思えた）．
集団行動	●はじめて○○ちゃんと手をつないでお散歩できた． ●○○ちゃんとおもちゃの取り合いが多くなる．
その他	●泣いている子に近づき，心配そうな顔をする．

＊客観的な事実は，連携する他の職種にも役立つ情報となる．また，記載するときは，観察した事実と自分の考えとは，カッコでくくるなどして明確に区別して記載する．

保護者との連携で得られること

- 障がい児を抱えた保護者から，保育者は教えられることは多い．というのは，専門職は単に障がいに対する知識や技術だけではなく，障がい児やその保護者に接するときの感性を磨く機会となるからである．また，保育者が理解することが難しいことであったり，他の人にとっても納得がいかない方法であっても，障がい児を抱えた保護者にとって，それが最良なやり方であることがある．したがって，親の方法を否定せず，障がい児にとってどうあったほうがよいのかを考えることが大切である．
- 子どもの行動の背景に，親子のコミュニケーションが関与していることがある．保育者は，親の言動や行動から，「なぜ，そう言ったのか，なぜ，そういう行動をとったのか」など，親子関係を総合的にとらえる力が求められている．
- 親の困り感で相談があったときは，話をよく聞くことが大切である．その話の中に子どもを知る手がかりや，親の子どもに対する考えや思いが見えてくるからである．

事 例

母親の表情から障がい児の対応を学ぶ

　保育士は，母親と初めて会ったとき，母親に表情がなく子どもに単調な声掛けだったことに気づき，「もっと笑顔を見せるといいのに……」と思っていた．何度か接するうちに，その子は相手の表情や声のトーンに敏感に反応し，興奮したり，不安定になることがわかってきた．子どもの特徴を知っていたお母さんは，できるだけ子どもが落ち着いているように自分を抑えていたことが後でわかった．保育士は，その子とかかわるときには声のトーンを落とし，子どもの動きに大きく反応せず，落ち着いて対応することを母親の対応から学んだ．

6 特別な保育ニーズの把握（虐待）

- 障がいのある子どもは，その発達特性から年齢にそぐわない行動や，保護者の判断の想定を超えること，「この子が何をしたいのかわからない」「話しても指示が伝わらない」など，親としての無力感やイライラ感を抱くときがある．さらに，親が障がい児を世間から遠ざけたり，家族からも理解されずに孤軍奮闘していると，親は不安感や焦燥感を募らせ，虐待という不適切なかかわりで子どもの心身を傷つけることがある．

児童虐待とは

- **児童虐待とは，親または親の代わりに子どもを監護（監督し保護する）している者によって，子どもの心身を傷つけ，健やかな成長や発達を損なう行為をいう**（児童虐待の防止等に関する法律 第2条）．
- <u>子どもの権利条約</u>が1989年に国連総会で採択され，わが国は1994に批准し児童の権利を推し進める動きが活発化してきた．以来，児童虐待問題はメディアでもたびたび取り上げられ，社会的な関心が高まっている．厚生労働省は，1990（平成2）年から障がいの有無に関係なく児童虐待相談対応件数の統計を取り始めた．当初の相談件数は1,101件であったが，30年後の2020（令和2）年度では，実に186倍の205,004件となり，現在も右肩上がりの増加が進んでいる（❻）．
- 虐待相談の内容別で一番多いのは，言葉の暴力などの心理的虐待が59.2％で，次いで暴力を振るう等の身体的虐待が24.4％，3番目は育児放棄などを指すネグレクトが15.3％，4番目は性的虐待が1.1％であった（令和2年度児童虐待相談対応件数／厚生労働省）（❼）．
- 増沢は，虐待体験が子どもにもたらす具体的な症状や問題として，次のように述べている（増沢，2009）．
  - ▶ 周囲に対して不信感や恐怖感が強い．
  - ▶ 衝動のコントロールができない．
  - ▶ 年齢相応の生活習慣を獲得していない．
  - ▶ 情緒豊かに日々の体験を受け止めたり，表現することが難しい．
  - ▶ 同年代の友人との関係づくりや集団参加が苦手である．
- 親と共に暮らすことができなくなった子どもの多くが育つ，社会的養護にかかわる児童福祉施設等や里親家庭では，障がいをもつ子どもの割合が高く，かつ，その割合は過去と比較して増加の傾向にあった．2008（平成20）年度の児童養護施設においては，23.4％が障がいが「有」となっている（❽）．

保護者及び監護する者

親権を行う者，未成年後見人，その他の者で現に子どもを監護する者であれば，子どもの母親の内縁関係である者も該当する．

【文献】
増沢高．虐待を受けた子どもの回復と育ちを支える援助．東京：福村出版；2009．

3-1 指導計画及び個別の支援計画

❻ 児童虐待対応件数

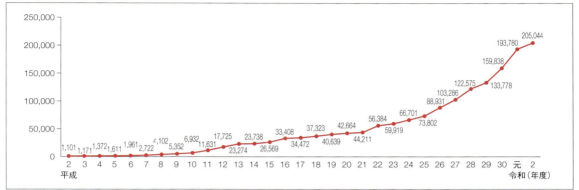

厚生労働省．令和２年度 児童相談所での児童虐待相談対応件数．

❼ 児童相談所での虐待相談内容別件数

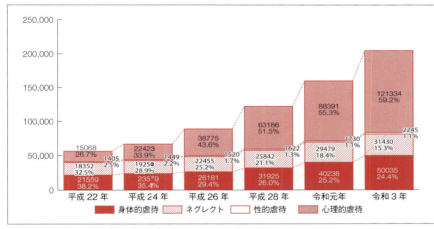

参考：厚生労働省．児童相談所での虐待相談の内容別件数の推移．

❽ 児童養護施設における障がい等のある児童数と種別

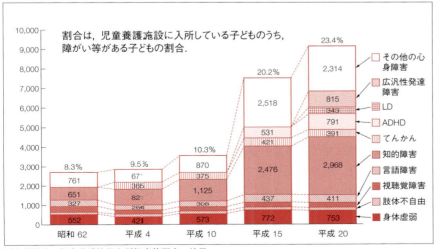

厚生労働省．児童養護施設入所児童等調査の結果．

虐待の種類

身体的虐待
- 殴る，蹴る，投げ落とす，激しく揺さぶる，布団蒸し，おぼれさせる，異物を飲ませる，食事を与えない，冬場に戸外に出す，一室に監禁する，打撲，骨折，タバコなどのやけど．

性的虐待
- 性的行為の強要，性器を見せる，子どもをポルノグラフィーの被写体にする．

心理的虐待
- 言葉による脅し，無視したり，拒否的な態度，きょうだいで差別する，子どもの目の前で配偶者に暴力を振るう(DV)．

ネグレクト
- 家に閉じ込めて登校させない，病気になっても病院に連れて行かない，乳幼児を家に残したまま外出する，車に残したまま放置する，食事・住居・衣類が非常に汚れているなど．

3章 障がい児及び特別な配慮を要する子どもの保育の実際

【文献】
筒井孝子. 厚生の指標；58(15), 2011.

- 筒井は，わが国で施設内養護を受けている児童における「被虐待経験あり」の割合は約6割であったと述べている(筒井，2011).
- 「気になる子」の中には発達障がいの子どももいる．広汎性発達障がい(PDD)，注意欠陥多動性障がい(ADHD)など，知的な面では明確な遅れがないにもかかわらず，情動の調整が困難で対応に苦慮することが多い．
- PDD児は周囲の人と円滑にコミュニケーションをとることが難しい．また，こだわりや特定のことに強い関心があり，結果としてふさわしくない行動やルール違反等を起こすことがある．
- ADHD児は，集団の中で一人だけ別行動になりやすく，思いどおりにならないとかんしゃくを起こしたりする．それによって，親は子どもの心に振り回されて精神的に不安定になり，叱る機会が多くなるので，子どもの自尊感情が育ちにくくなることがある．
- 子どもは自分の行動と情動を次第に調整できるように発達する．これが自己抑止力である．

【文献】
田中昌人・田中杉恵．有田知行(写真)．子どもの発達と診断(4)幼児期Ⅱ．東京：大月書店；1986.

- 4歳半くらいになると子どもの心に自己抑止力が働くようになって，「○○したい，いやだけれども，○○するよ」という心の働きが出てくる(田中・田中，1986).
  ▶ 例：お留守番はいやだけれど，家で妹をみているよ，だって，おねいちゃんなんだもの！
- 周囲とコミュニケーションがとりにくい障がいをもっていたり，不適切な養育環境(虐待等)に置かれている場合など，子どもは自分の行動や感情をコントロールする抑止力を形成することが難しい．
- 一方，障がいをもっていても，乳幼児期から適切な養育と教育を受けた子どもは安定した情動で心を調整できるようになる．
- 保育現場で「気になる子」の中には，情動と行動の調整が困難なために「困った行動」を起こし，自己抑止力の形成が幼児期になってもできていないことがある．<mark>特に，保育者が対応に苦慮するのが虐待を受けた子どもである</mark>．過去に暴力や置き去りなどの痛みを受け，不安な状態に置かれた子どもは，心に深刻な問題を引き起こす．
- 虐待の程度には，命に危険を及ぼす恐れのある緊急対応を要するもの(レッドゾーン)から，将来心身への強い影響が見込まれる中程度もの(イエローゾーン)，さらに育児相談や子育て支援の必要な虐待の疑いのある(グレーゾーン)までがある．
- <mark>虐待への対応は常に緊急度や重症度を考えながら方針を決めていく必要がある</mark>．たとえば，児童相談所は，介入や保護が必要な事例を多く扱い，市町村の保健センター等は，虐待の発見や予防，在宅の継続支援などを多く扱っている．
- このように，虐待はその状態像によって各機関の役割が違ってくるので，虐待情報を共有し連携を取り合うネットワークづくりが重要となってくる．

- 2004（平成16）年，児童福祉法の改正によってできた「要保護児童対策地域協議会」は，市町村が調整機関となって設置されることになった．
- 要保護児童対策地域協議会の発足により，情報が集約され的確な援助方針の策定や各機関の役割分担の確認，援助の継続管理が行われやすくなった．
- 虐待は子どもの心身の発達に大きな影響を及ぼすので「発生予防と早期発見」「適切な対応」や「見守り」さらには「親子の再統合」までを視野に入れた取り組みをするには，関係機関が情報を共有し，連携による支援が必要となる（❾）．

❾ 児童虐待の発生予防と早期発見・早期対応のための連携

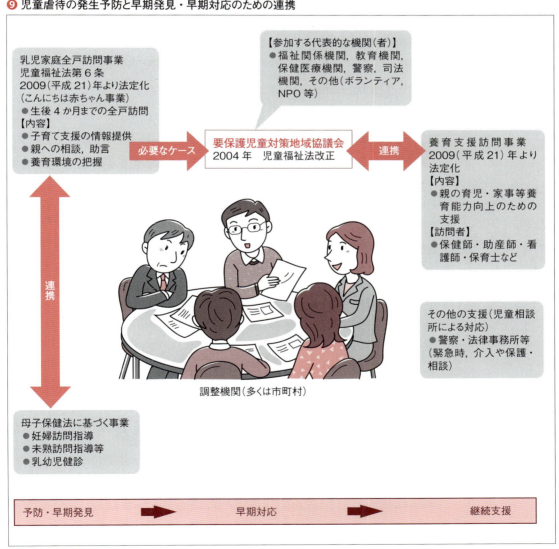

> **事 例**
>
> **発達障がい（広汎性発達障がい）と虐待**
>
> 　5歳のB君は4歳のときに広汎性発達障がい（PDD）と診断された．興味をもった物に引かれると，その場をしばらく離れず飽きもせず眺めている．今日も，幼稚園に行かなければならない時間なのに，昨日捕まえたカブトムシをじーっと見ている．
>
> 　B君の母親は幼い頃，アルコール依存症の父親（B君の祖父）に理由もわからないままたたかれて育った．母親はB君に「早くしなさい」を連発するが，B君は動こうとしないので，ついに母親の怒りは頂点に達し，殴る，蹴るといった暴力行為と「何度言ったらわかるの」「あんたなんか産むんじゃなかった」などの暴言が飛んだ．母親に頭をたたかれ腹部を強く蹴られたB君は，その場にうずくまった．

> **演習　虐待を受けた子どもの心身に及ぼす影響**
>
> **B君の気持ちと母親の気持ちを考えてみよう！**
>
> ヒント：障がいの特性からくる育てにくさもあるが，障がいの有無にかかわらず虐待を受けた子どもの心身に及ぼす影響を考えてみよう（p.125参照）．
>
>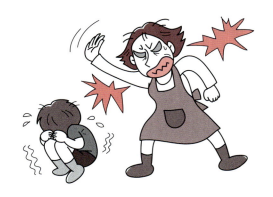

虐待にいたるリスク要因

- 子どもの虐待は，いろいろな要因が複雑に絡み合って起こっている(❿)．これらの要因がすべて虐待につながるとは限らないが，リスクは適切な支援や本人の自覚によって回避することができる．

❿ 虐待が生まれる要因

保護者側 (親としての学習モデルの欠如)	●望まぬ妊娠 ●若年妊娠 ●親自身の被虐待体験 ●心身の病気 ●元来の性格が攻撃的，衝動的（暴力行為への親和性） ●育児に対する不安，ストレス
子ども側 (障がいがある，育てづらいなど子どもに否定的な感情がある．または親の意に添わない子)	●障がいをもっている ●発達が遅れている ●気が合わない ●多胎児
養育環境 (家庭基盤が脆弱，社会的に孤立)	●内縁関係 ●未婚を含む一人親家庭 ●夫婦関係が悪い ●配偶者からのDV* ●経済的に困窮 ●地域や親族等から孤立 ●転居を繰り返す

* DV（Domestic Violence）．

【文献】
西澤哲．虐待というトラウマ体験が子どもに及ぼす心理・精神的影響．北海道医療大学看護福祉学部学会誌；5(1)：5-10，2009．

虐待による影響

- 虐待は対応件数の数の多さのみではなく，発達過程に及ぼす影響が深刻だから問題である．
- 西澤は，虐待による影響を大きく①身体的影響，②認知的影響，③情緒的影響の3つに分けている（西澤，2009）．
  ①**身体的影響**は，低身長，低体重である．
  ②**認知的影響**は，言語能力の発達の停滞のほか「凍りついた凝視」という状態に代表される能動的な活動・関心と感情の抑制である．これは，子どもの好奇心に満ちた環境の探索や周囲への働きかけは，親によって禁止されるばかりか身体的暴力等を招くことを学習し，周囲に対する能動的な感情を抑制することによって身につけた学習の結果であり，認知的発達に影響する．
  ③**情緒的影響**は，対人関係における無差別的愛着傾向と極端な関係の遮断である．たとえば，感情コントロールの障がいや愛着形成の困難さ，**虐待的人間関係の再現傾向**などである．

虐待的人間関係の再現傾向

虐待を受けて育った子どもが，自分とかかわりをもってくれる重要な人に対し，挑発的な言動や態度を示し，怒りや攻撃を引き出すこと．

通告義務

児童福祉法第25条と児童虐待の防止等に関する法律第6条にあり，要保護児童を発見した場合に，福祉事務所や児童相談所等に通告することは国民の義務となっている．なお，第7条には，通告を受けた児童相談所等は，通告者が特定されるような情報を漏らすことはないとある．

虐待の援助に向けての配慮点

- 虐待の疑いがある子どもを発見した場合は一人で抱え込まず，上司や同僚に相談して組織として対応する．緊急性が高い場合や重症化の恐れのあるときは，児童相談所に**通告**する．

- 各関係機関と協働し，子どもの安全性確保の優先と家族の構造的問題の把握に努める（市町村の要保護児童対策地域協議会との連携）．
- 家族支援（保護者個人の葛藤や，家族のさまざまな問題等に合わせた支援）が必要となる．
- 保育所や療育支援通所施設であれば保護者とのかかわりは園長や主任等を中心にし，送迎時はできるだけ親に声掛けしコミュニケーションをとるようにする（親の考えや行動の修正は，援助者とのよい関係ができてからであって「一緒に考えましょう」という姿勢が大切である．最初から一方的な善悪の判断で親の養育態度を批判しないことが重要である）．

7 子どもの行動の要因と背景（事例を通して）

- 子どもたちは，体や手先を使って実によく遊ぶ．子どもが遊ぶことは「自然なこと」であり，「楽しい」から遊ぶ．
- 障がいのある子の中には，障がいのない子どもたちがまったく気にならない刺激に対し，非常に過敏に反応したり，逆に，何もないかのようにまったく反応しなかったりする姿を見かける．子どもが遊びに夢中になるためには「遊びのもつおもしろさ」はもちろんのこと，無意識に不必要な刺激を抑え，自分の感覚を十分に働かせることが必要になってくる．
- 素材（砂）等の条件によって遊ばない子がいるが，保育士が子どもの嫌がる要因や背景を探るために，親と一緒に指導計画を立て対応を共有した事例を学ぶ．
- 次頁に示す事例は，医療機関での4週間の母子入院期間中，集団保育システムに母子で参加したJちゃんの「砂遊び」の様子である．

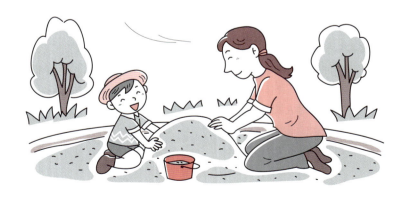

> **事 例**

Jちゃんの砂遊びを通して

- 年齢：2歳児女児
- 難聴あり．寝返りや四つ這いはできない．床の上に自力で座位姿勢になることはできないが，座らせると一定時間座位姿勢をとり続けることができるので，集団保育の場面では木製の小さなテーブルを用意し床座位で遊ぶ．
- おもちゃへの興味は，触るものと触らないものがあるが，タオル類の布に触ったり，口元へもっていって遊ぶ姿が見られる．
- 母親は集団保育場面での設定遊びを，ほかの子と同じように遊ぶことを望んでいた．

▶砂遊びの場面
- 木製小テーブルの上に砂を置くと，手を出して砂に「サ〜ッ」と触れるが，すぐに触るのをやめ，遊ばなくなる．
- 砂にはほとんど触れないが，木製テーブルの角や縁の部分は，人差し指，中指，薬指の先でなでるように触れていることが多かった．

▶砂遊びをしない，砂遊びができない理由を探った
- 「触る物とあまり触らない物の違いは何だろう？」と考え，触る物の色や形，大きさや堅さ，重さや表面の感触の違いなのではないだろうかと予測を立てた．
- プラスチック，木製，布製などの，いろいろな素材，色，形のおもちゃを用意したり，日常生活の中で触る物，触らない物を一緒に遊びながら触る様子を観察した．
- しかし，この時点では触る物，触らない物の共通点は見つけられなかった．
- 違いを知るために，実際に保育者がおもちゃなどを1つずつ手に取り，触ってみた．違いは触ったときの「温度」なのではないかと考えた．そして，砂が温かかったら触るのだろうかと仮説を立てた．

▶砂遊び当日の様子
- 砂遊びを進めていくには，普段の様子からわかったことや仮説などを母親に伝え，当日どのように遊びを開始するかを打ち合わせする．
- 砂を電子レンジで温めた（やけどに要注意）．
- 初めての試みだったので，働きかけしやすいように向かい合う形で，Jちゃんの正面に母親に座ってもらい，木製小テーブルと温めた砂を用意した．
- 最初は，母親が砂に触れるのをJちゃんに見せながら，Jちゃんの片手を取り砂に誘導した．砂に触れた手は引かず，もう一方の手も自ら砂の上に乗せ，砂をなでるように触ったり，ゆっくり握ったり離したりを繰り返していた．母親や周囲の親たちは「できた」と非常に嬉しそうであった．
- しばらくすると砂に手を触れなくなったので，保育者が砂に触れて温度を確認すると砂は冷めていた．再び温めた砂を用意し，保育者が誘導すると砂に触れて遊んだ．

▶砂遊びからわかったこと
- おもちゃや生活の中で触れる物の多くは，Jちゃんが「冷たくないものと感じたもの」であり，砂遊びの場面でも，砂の温度によって触れ続けられることがわかった．その後の豆遊びも，豆を温めると触って遊ぶことができた．
- 結果として，Jちゃんが遊ぶ感触遊びの素材が増えた．
- 母親は以前「Jは砂遊びが嫌いなの」とネガティブな表現であったが，それ以降「Jは温かい砂が好きなの」とポジティブな表現に変わった．
- 「砂が嫌いなのは温度が関係しているのではないか」という仮説を立てて母親と一緒に課題を共有し，目標を立てて結果を確認できたことは，親と保育士の喜びの共有であった．
- 砂遊びを通して，Jちゃんの皮膚の感覚過敏の改善が図れることを知って，母親の子育ての自信につなげることができた．
- プラスチックのおもちゃなどをお湯で温めると，砂遊びと同様の姿になるのか確認できなかったが，退院後通うことになった通園施設に前記のことを引き継いだ．

保育士の知恵

　子どもの遊びの「三種の神器」は「ブランコ」「滑り台」「砂場」だろうか？　多くの園や公園ではこれらの遊びを用意している．しかし「怖い・大嫌い」と感じる子どももいる．私たちが行っている保育では「少しでもこれらの遊具で遊べるように」との思いで，「砂遊び」は室内ですることが主であった．「砂遊び」を少しでも楽しめるような配慮は重要なので，気持ちのよい砂にするために配慮した点を紹介する．

① 砂を「ふるい」にかけ，砂の粒を一定にした．
② 砂は水を加えたときに匂いが強くなるので，砂を流水できれいに洗った．
③ 洗った砂を天日で十分乾かした．
④ 川砂と海砂の2種類を用意した（海砂のほうが粒が細かいので，川砂では遊べなかったが海砂では遊べた子どもがいた）．

8 ケースカンファレンス

- 子どもへの支援は，担任が単独でするのではなく一貫性をもった支援をするために園全体で情報を共有し支援方針を確認し合う場が必要となる．その場がケースカンファレンスである．
- ケースカンファレンスの形態は，保育機関内のメンバーだけで構成される場合と支援にかかわる関係機関（者）で実施する場合がある．時には，コンサルテーションを受けて，他の専門家の指導や見解や助言を受けることは保育の質を高めることとなる．さらに，カンファレンスで出された内容は守秘義務があり，他言はしないことが重要である．

> **コンサルテーション**
> 各専門職（医師，保健師，OT，PA，大学教員など）から知識，技術，見解の助言を受けること．

ケースカンファレンスの視点

- 情報や課題の共有．
- 支援方針の共有と確認．
- 知識や技術の向上．
- 守秘義務．

ケースカンファレンスに参加する姿勢

▶ 検討課題に対し，保育内容の批判的な意見とならないようにする．

▶ 他者の考え方や他者の実践に触れる機会とする．

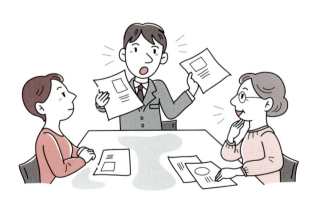

3-2 発達を促す生活や遊びの環境

> **学習のねらい**
> 1. 感覚を活かした遊びの支援には，どんな工夫があるか考える．
> 2. 障がい児を抱えた親が，障がいをどのように受け止めていくのか，心の変化を知る．
> 3. 障がい児の家族支援のあり方について考える．

① 感覚を活かした遊びと支援

人的環境

- 障がいをもった子どもを保育していく場合，「マンパワー（人手）」「人の目」というものは安全に保育していくための重要な要素である．自治体によっては，診断名が付くことで保育者が加配されるところがある．しかし受診を勧める場合，保護者への説明を慎重に行わないと誤解を招き，園に対して不信感を抱く場合がある．保護者との信頼関係をもち，そのことで子どもにメリットがあることなど，納得のもとで進めるべきである．
- 保育者間の情報の共有，子どもへの働きかけの共通認識があることは，子ども自身の生活の安定につながる．保護者も，保育者みんながわが子を同じような目線で見守ってくれていると感じると，安心して子どもを預けることができ，信頼感につながる．
- 障がいを抱える子どもを集団保育する際は，仲のよい友達が参加しているか否かが集団適応に大きな影響を与えるため，友達とのかかわりを配慮することが大切である．**特に発達障がい児はさまざまな環境の変化に左右されやすいため，友達との関係や人数を考慮して，クラス分けを行うことが大切である．**

物的環境

- 保育所などの施設の設備としては，手すりの設置や段差の解消などバリアフリーが望ましい．肢体不自由児のみだけでなく，発達障がい児でもつまずきやすい．階段が苦手という子どもは多いので，保育室は1階が望ましい．また危険箇所の点検や修理は，事故を防ぐため必須である．
- 玄関ホール，保育室，トイレなど部屋への配慮としては，各部屋に腰掛ける台を置くと便利である．立位が不安定な子どもには玄関，園庭への出入り口，トイレに置くことで，靴や下肢装具の着脱が落ち着いてできる．また，ズボン，パンツ，靴下などの着脱時にも，台があると腰掛けてやりやすい．台は牛乳パックで簡単につくることができるので，ぜひ取り組んでほしい．

→「2章 発達と障がい 2-7 肢体不自由児の理解と援助」

- 狭い空間は子どもにとって「ワクワク感」や「ときめき」を感じて，そこから見た世界が違って見えるなど，特別な遊び環境である．わが国も数年～数十年前までは秘密基地や土管の中など，家の周囲にたくさんの隠れ家的遊び場があった．そのような体験が現代は希薄になりつつある．保育所や幼稚園の中にそのような空間があると，子どもたちの遊びが豊かになるだけでなく，障がいをもった子どもの落ち着ける空間にもなる．押し入れや下の写真のようなテントハウス，手づくり段ボールハウスの活用も楽しい．また，パーティションで仕切るなどの工夫で，視覚的に落ち着かない子どもの環境をつくることもできる．
- 園庭や公園にあるジャングルジムや滑り台，サーキット遊具などの運動遊具は，感覚統合の発達にはお勧めしたいものである．発達に問題のある子どもや障がいを抱えた子どもには難しい遊具かもしれないが，大人の助けで体験させてあげることは発達的な意義があると考える．

> **狭い空間とは**
>
> 子どもにとって，狭く暗く手を伸ばすと壁がある場所は，母親の胎内と似ていることから安心感が得られ，いつもとは違う視点や雰囲気が体験できる場所となる．（参考：寺見陽子．子供とお出かけ情報「いこーよ」，段ボール箱＝ママのお腹の中？　子どもの狭い所好きの心理とは．https://iko-yo.net/articles/1269）

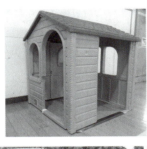 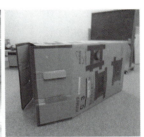

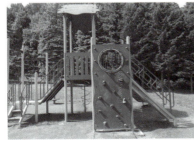 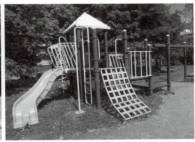

遊びの意味とポイント

- 「遊ぶ」ということは，子どもにとって非常に大切な行為であり，「遊び」を通じて多くのことを学んでいく．たとえば，スキンシップを通して保育者や友達を意識することで楽しい時間を過ごし，関係性をつくり，その場の雰囲気を共感し共有し合う．物や言葉のやりとりで期待感や意外性などを経験し，新たな発見や楽しさ，おもしろさをつくり出していく．
- 「遊び」のもつ要素や意味を学ぶことで，障がいのある子に合わせた遊びを提示することができる．このことは，子どもの発達を援助するためには必要不可欠なことである．

- どんな遊びも，大人のかかわり方や教材，素材の工夫次第で子どもの興味や関心を引き出し，意欲の向上や遊びの幅を広げることになる．
- 保育者は，遊びを通して子どもの実態を把握することができるので，子どもの関心や興味を引き出す遊びの創意工夫をすることが求められている．

触れ合い遊び

- 赤ちゃんは，触れることや触れられることで，自分自身と相手を感じるようになる．抱っこされる心地よさは安心感を得，肌と肌との触れ合いが愛情の受け渡しとなり，心と体の成長に大きな役割を果たし，赤ちゃんは愛されていることを実感する．肌を通したコミュニケーションは，母親と赤ちゃんのアタッチメントの源である．
- 触れ合い遊びの基本は，歌や言葉やリズムに合わせて，体や顔を触ったり，膝に乗せ揺らしたり，抱きしめたり，高い高いなどをしながら，お互いに触れ合うことを喜びとし，笑顔が引き出せる遊びである．
- 触覚では，そっとなでたり，くすぐったり，指圧のように軽く押してみたり，いろいろな感触があることを感じながら，そのやりとりを相手と一緒に楽しみ，次を期待する表情や視線や動作を引き出し，言葉以外のコミュニケーションの発達を促す．
- 揺れや動きのある遊びは前庭感覚を刺激し，楽しさやワクワク感，爽快感を実現する．左右・前後・上下などの揺れの方向，動いたり止まったり，スピードの強弱などに変化を付け，それらの刺激を経験することで，子どもたちはその変化に気づき，外からの動きに合わせた自分の体の動かし方を学ぶ．このことは，姿勢を整えるためのバランス能力の向上につながる．

➡「2章 発達と障がい 2-4 障がいの理解と発達の援助 ②固有感覚・前庭感覚・触覚について」

触覚防衛・重力不安
本来安全な触覚刺激や前庭刺激に対して過敏な反応を示し，その子にとっては脳が「怖い！」と判断し，子どもが過度に不安になり警戒する状態のこと．
（土田玲子監. 感覚統合 Q&A 改訂第2版. 東京：協同医書出版；2013.）

触覚防衛や重力不安の可能性がある子どもとの遊び

▶ 親に抱かれるのを嫌がったり，他人に触られることを嫌がったりする「触覚防衛」の可能性がある子どもがいる．触られることよりも触ることを好むので，保育者との遊びは，子どもから触ってもらう遊びから始めるようにする．また，保育者が触る場合は，そっと触るのではなく，ギュッと圧迫するように触るとよい．顔やおなかは防衛反応が出やすいので，体の末端の手先や足先から始めたほうがよい．

▶ 揺れの刺激で，不安感や恐怖感を強く感じる「重力不安」の可能性がある子どもがいる．怖がらせない範囲でしっかり抱いて少しずつ揺れを体験させる．

▶ いずれも笑顔が出る範囲で遊ぶことが重要である．

> ### さまざまな触れ合い
>
> 　お母さんと赤ちゃんとの関係の中にも，嗅覚「におい」の相互作用があるといわれている．お母さんは赤ちゃんの乳くさい「におい」を快く感じ，赤ちゃんは生後間もなくから，お母さんと他人との体臭やおっぱいの「におい」をかぎわけられると考えられている．他の哺乳動物に比べ嗅覚は弱いとされている人間でも，新生児や乳児では嗅覚が大きな役割を果たしているようだ．
>
> 　「くすぐり遊び」は，第三者を意識しリラックスして初めて楽しさを感じる遊びである．触れられるのが苦手な子どもや，表情の変化の少ない子どもも，楽しい雰囲気の中で少しずつ繰り返すことにより，慣れ親しんでいく．人と遊ぶ楽しさは，人間関係を確立する基礎をつくり，広げていく力につながる．

外遊び

- 子どもたちは，外遊びが大好きである．保育場面でも散歩や外遊びを積極的に行う．散歩や公園で遊ぶことで，目や耳や皮膚，筋肉などの感覚器官が外の豊富な刺激を受け，視覚，聴覚，味覚，嗅覚，触覚，固有感覚，前庭感覚などの多くの感覚刺激が体の中に取り込まれ，発達の手助けになっていく．
- 遊びの種類，また子どもによって，感覚刺激の入り方の程度や感じ方の度合いに違いはあるが，遊びを通してもっている感覚のすべてを使い，「実体験」をすることが大切である．体験した記憶は，覚えやすく何度でも思い出すことができて忘れにくい．
- 外遊びはさまざまな刺激を同時に体験できる「感覚刺激の宝庫」である．

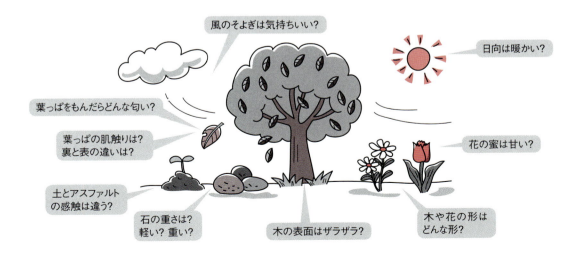

砂遊び

- 砂遊びは，触覚，圧覚（重く押し付けられる感覚），温覚（皮膚の温度よりも高い温度の刺激で感じる皮膚の感覚），冷覚（皮膚の温度よりも低い温度の刺激で感じる皮膚の感覚），痛覚（痛みの感覚）などの**皮膚感覚**と，手足の運動や位置を伝える**固有感覚**が同時に入ってくる自然素材の遊びである．
- 砂は可塑性が高い素材なのでどんなふうにも遊べる．砂を手に取って握ったり，さらさらと手指の間から落ちるのを見て楽しんだり，水を加えることで型抜きや団子をつくり「ごっこ遊び」や，協同で「トンネルづくり」などもできる．単純な一人遊びから子ども同士の仲間遊びにも発展する素材であり，遊びの幅が広がることも砂遊びのおもしろさである．
- 道具を使うことも多く，時には気に入った道具や玩具を貸し借りすることで他児と仲よくなったり，人の玩具を羨ましがり無理に取ろうとけんかになったりするなど，さまざまな意味で社会性を育てる遊びでもある．

感覚過敏で嫌がる子に対する配慮

▶ 砂遊びは子どもの喜ぶ遊びの1つであるが，感覚過敏で嫌がる子に対する配慮も必要である．

▶ たとえば，容器に入れた水を触ることから始め，徐々に砂を入れていく方法や，砂遊びの前に水に片栗粉を加えトロトロの状態の素材から遊び始め，素手で遊ぶ準備を前もってしておくことも必要な子どももいる．

▶ 子どもが嫌がる理由を見つけ，どのように対応していくかを模索することが重要であり，その子に合う方法を見つけ出すと，皮膚感覚の過敏な子も楽しく遊べるようになる．

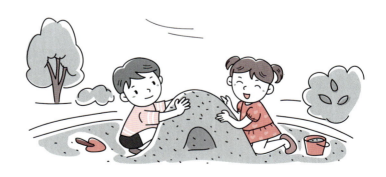

砂遊びは奥深い

　乾いたサラサラの砂や少し水を含んだしっとりした砂，水を多く含んだベチョベチョやザラザラ感の強い砂など，同じ素材でも条件によっていろいろな感触を体験でき，その感触自体が楽しい遊びになる．

　砂に手足を埋めると砂の重さを感じることができ，砂から出てくるときは，砂の抵抗感で身体の動きや手足の存在をよりはっきり感じることができる．また，山をつくりトンネルを掘る遊びでは，スコップで力強く穴を掘ったり，ずっしりした砂を運んで積み重ね，山が崩れないように水加減を調整して固め，トンネルを掘るときは道具や素手で「そーっ」と掘るなど，砂遊びを通してさまざまな力加減を体験することができる．

ブランコ

- 揺れる感覚は，赤ちゃんが母親のおなかの中にいるときから感じ，生まれた後もずっと経験する，快感覚である．揺れや動きを感じる器官が十分働くことで，自分の体が空間（今いる場所）の中でどこにいるのか？　どっちの方向に向いているのか？　などがわかり，動きの変化に対して，体のバランスをとったり，頭をまっすぐに保とうとしたり，目が無意識に揺れの動きに合わせて周囲を見ることができるようになっている．
- ブランコは揺れ遊びの代表的な遊具で，前後の揺れ刺激を繰り返し楽しみ，前庭感覚や固有感覚を感じることができる．不安定なブランコで遊ぶことは，体のバランスをとるために，腹筋や背筋，腕の筋肉を多く使うことにつながる．体を支える筋肉が安定すると，バランス感覚が育ち，座り方やこぎ方も安定してくる．こぐための技術も上手になっていき，運動企画の能力が育っていく．

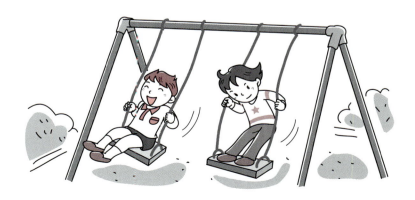

- 自分の意思で体をコントロールする体験を積み重ねることは、スピードを加速させながら「どこまで高くこげるのか？」「どこまでやってよいのか？」など、自分の意思で揺れを調整することができ、スリルやチャレンジする気持ちを遊びの中で学んでいく．
- ブランコは、順番を待ったり交代したり「まだ乗っていたい気持ち」に折り合いをつけたり、年下の子へ順番を譲ったりする行為を通して、周囲の友達への配慮や社会的ルールを身につけていく．また、みんなと一緒に遊んでいるという満足感を経験することで、集団参加の意識も育っていく．

ブランコが苦手な子ども

▶ ブランコなどの揺れる遊びが苦手な子どもの場合、決して「臆病者」で怖がっているのではない．前庭感覚に過敏のある子どもの場合は、段階を踏んでいくことが大切である．初めは保育者と一緒に、床に座って抱っこしながら歌に合わせた小さな揺れを経験したり、自分からコロコロと床の上で横転することから始め、無理をせず少しずつ前庭感覚刺激を経験していくことが重要である．

▶ 自分の足が地面に届く低いブランコに乗ることで足が地に着き、安心感が生まれるので、少しずつ自分のペースで動かすことができ、怖くなったときには自分の判断で止めることもできる．この安心感が、苦手なことに挑戦するには重要なポイントである．

▶ 人に揺らされるより自分でつくる揺れのほうが安心して感覚が入りやすいので、特に揺れを怖がる子は安心して自分のペースでできるような配慮をして、援助することが大切である．

▶ 汗や生あくびなどが見られる場合は、刺激が多すぎる場合があるので、違う遊びに誘うことも大切である．

生あくび

極端に疲れていたり、緊張やストレスにさらされていたりするときに起こる．

滑り台

- 加速感やスピードの感覚を満足させてくれる遊びで、これらの感覚を求めている子どもは繰り返し遊びを楽しむ．動きの感覚や不安定な場所が苦手な子どもでも、比較的取り組みやすい．ブランコと違い、体が滑り面に接している部分が多いため、安心感が得られる．
- 上って滑り終わるという「始めと終わり」の関係がはっきりしているので、なかなか始めと終わりの概念をつかむことが難しい子どもには、物事の「始めと終わり」が学びやすい遊びである．
- 座った姿勢でスピードに対して体の向きを一定に保つような、姿勢のバランスの力を育むことができる．また、階段を上り頂上の狭いスペースで座るための身のこなしや、滑り終えて着地するときにタイミングよく立ち上がる動作などの運動の力も学ぶことができる．

3-2　発達を促す生活や遊びの環境

- さまざまなスピードが体験でき，自分でスピードを調整する方法が学べる．滑り台の斜面の形によっては，直線や回転する斜面，横幅の広い滑り台などの違いもあるのでそれに合わせた体の使い方も体験もでき，寝た姿勢や腹ばい姿勢ではさらにスピードを強く感じることができる．
- 先に滑り終えた友達にぶつからないように，頃合いを見計らって自分で滑るタイミングを判断したり，着地付近に友達がいるときなど「あぶないよ！」と声を掛けたり，相手や自分の身を守る方法を学べる．

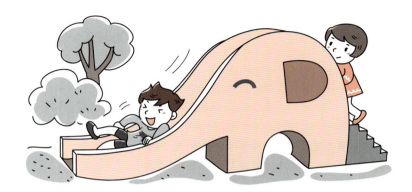

前庭感覚に過敏さがある場合

▶ 前庭感覚に過敏さがある場合，滑り台遊びを無理にする必要はない．高い階段を上っていくこと自体が怖い子どももいるので，まずは，見て楽しむことから始めることが大切である．斜面を転がるボールやペットボトルを見たり，滑り台の途中から保護者が抱っこして滑り降りると，少し受け入れやすくなるかもしれない．

▶ 滑り台の下にペットボトルを並べ，上からボールを転がしボーリングのようにすることで，ボールを転がしたくて階段を上る挑戦に結び付くかもしれない．

感覚刺激は脳でまとめられている

遊びは，たくさんの感覚刺激同士の間に，連絡を保っているといわれている．このことは，感覚刺激が一つひとつバラバラに働いているのではなく，いろいろな別々の感覚器官からの情報が脳で1つになり，私たちの生活や遊びが成り立っていることを意味している．

2 設定や教材教具の工夫

- 子どもたちと楽しく遊ぶためには，紙芝居や絵本などにも，障がいがある子どもたちでも参加できるような工夫が必要である．ここでは，筆者が子どもたちと遊ぶためにつくった紙芝居などの工夫を紹介する．
- 筆者のオリジナルだけでなく，すでに市販されている絵本などをもとにつくったものもあるが，これらについては，事前に出版元を通じて著作権者への確認が必要となる．

紙芝居

- 紙芝居や絵本は，視覚と聴覚を使って「見ながら聞く」ことを楽しむ教材である．アニメーションのようなスピードはなく，一つひとつ画面が変わっていくだけであるが，このゆっくりしたテンポが子どものリズムに非常に合っている．読む側と見る側が，相手の声や表情，反応を感じ取り，お互いの存在を受け止めながらじっくりと進んでいく．
- 紙芝居は，少し離れた位置から見ることが多いが，障がいのある子どもが障がいのない子どもたちと一緒にハラハラドキドキしたり，一緒に笑ったり「紙芝居の時間」を楽しめるように，手を伸ばせば触れる距離で操作したり，聴覚だけではなく触覚を使って「見て聞いて触る」ことを楽しめる「参加型紙芝居」をつくった．
- 脳性まひなどで定頸が不安定な子どもの場合，画面と子どもの視線が水平な位置になるように台などに乗せてあげることで，子どもにとって無理のない姿勢で，紙芝居を見ることができる．

「しろくまちゃんのほっとけーき」

- 絵本『しろくまちゃんのほっとけーき』(わかやまけん他作，こぐま社)をもとに，筆者が参加型の紙芝居を作成した．
- ホットケーキが焼き上がっていく場面では，フライパン一つひとつをフェルトでつくり，裏にマジックテープを付け，子どもたちが擬音に合わせ貼り付けられるようにつくった(香りはバニラエッセンスなどを使用)．

「にんじん」

- 絵本『にんじん』(せなけいこ作，福音館書店)をもとに，筆者が参加型の紙芝居を作成した．
- うさぎ以外の動物たちは，手や口が動く仕掛けになっており，その部分に「にんじん」を両面テープで貼り付けるようになっている．
- うさぎの場面では，子どもがうさぎの口のスリットに合わせ「にんじん」を差し込める仕組みになっている．子どもたちはこの場面が一番好きで，何度もうさぎに「にんじん」を食べさせることを，順番を待ちながら行う．

※絵画や音楽，文章などの創作物には「著作権」という創作者の権利を守る決まりがあります．作品を第三者が著作者に無断で使用したり(ネットへの掲載など)，勝手に改変を加えたりするとその権利を侵害することになってしまうので注意しましょう(判断に迷うときは，まずその作品を出している出版社などに相談してみましょう)．

参加型紙芝居
一緒に体操をしたり，聞き手に呼びかけて一緒に声に出して言ったり，クイズのように問いかけて反応を返してもらったりしながら楽しむ紙芝居のこと．

3−2　発達を促す生活や遊びの環境

「しろくまちゃんのほっとけーき」を参考にして制作した紙芝居

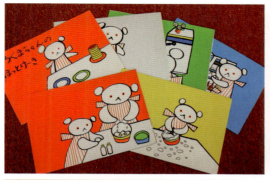
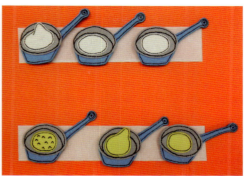
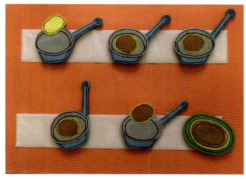

参考：わかやま けん，もり ひさし，わだ よしおみ（作）．しろくまちゃんのほっとけーき．東京：こぐま社；1972．

「にんじん」を参考にして制作した紙芝居

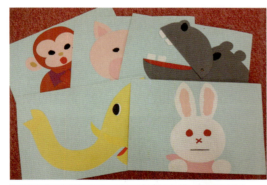
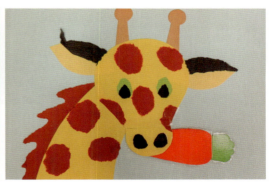
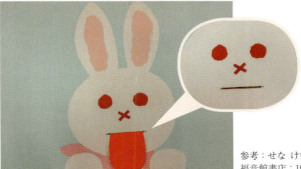

参考：せな けいこ（作・絵），にんじん．東京：福音館書店；1969．

「ほーら，触ってごらん」（視覚障がい児が楽しんだ遊びの紹介）

- 身近にある素材を使いザラザラ，ツルツル，フワフワなどの触覚と，引っ張ったり，狭い穴に指をギュッと入れたりなどの，主に触覚と固有感覚で楽しめる．

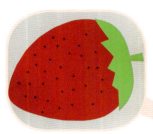

「いちご」
つぶつぶ素材はビーズ

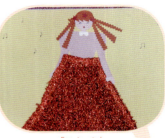

「スカート」
ザラザラ素材の布

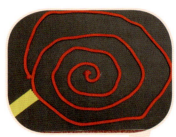

「渦巻きキャンディ」
綿ロープ素材

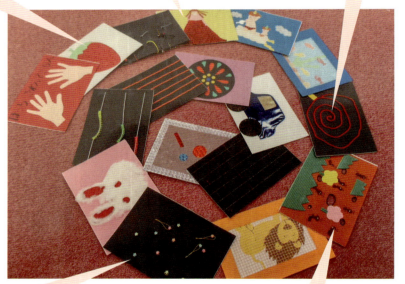

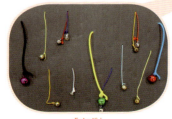

「すず」
ひもやゴムに鈴を付ける

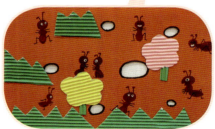

「ありのす」
草はカラー段ボール
巣は穴を開ける

- 「みんなで一緒に紙芝居を見るよ」と保育者が声を掛けると，視覚障がいをもつ子の母親が「先生，うちの子，目が見えないんですけど…」と小声で話した．「大丈夫，みんなと一緒に楽しめますよ」と伝え，紙芝居を開始すると母親は微笑みながら「本当だ，皆と一緒に紙芝居楽しんでいる！」とつぶやいていた．

絵 本

「〇〇ちゃんのえほん」（視覚障がい児が楽しんだ遊びの紹介）

- 視覚障がいのある子が視覚障がいのない子と同じように，家庭で親子一緒に絵本の読み聞かせの時間をもつためのコミュニケーションツールの1つとなることを目的として作成した．
- 母親が子どもを抱っこして片手でもち，もう片方の手で子どもの手を導ける大きさの本にした．また，簡単な台詞を添え，台詞から歌につながるようにした．

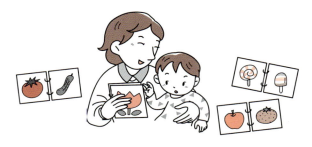

 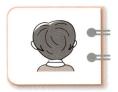

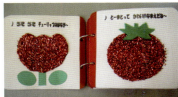 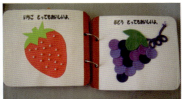 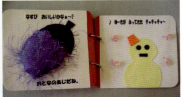

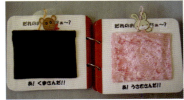 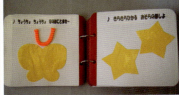 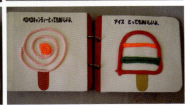

- 表紙と裏表紙は，子どもの顔写真と後頭部の写真を使用した．
- 弱視の子どもは数ある本の中から自分のお気に入りの「〇〇ちゃんの絵本」を探し出し，母親に読むことを催促したり，「きょうだいとも一緒に遊べた」「お父さんと一緒に遊べた」と，読み聞かせを楽しむ様子が母親から報告された．**親子やきょうだい一緒に1つの教材を通し，同じ経験や同じ時間を共有することが重要である**．

> ### 触ることは遊びの第一歩
>
> 　触ることは遊ぶための第一歩であり，非常に大切な行為である．以前「お母さん勉強会」で，家の中でいろいろな感触をお子さんと一緒に見つける「〇〇探し」をお願いしたところ，いろいろ探して頂いた．「ひんやり探し」「すりすり探し」「フワフワ探し」「ペタペタ探し」「チクチク探し」「ムニュムニュ探し」「ツンツン探し」など，「今までは意識して子どもに触らせたことがなかったものを，親子で一緒に探し触りながら楽しい時間を過ごした」との報告があった．

ペーストシアター

- ペーストシアターはパネルシアターを応用したもので，オリジナルの名前である．簡単につくることができ，大がかりな準備もまったくなく，すぐ演じられることが特徴である．主に厚紙と色画用紙，透明のカバー用フィルム，シート状のマグネットでつくり，ホワイトボードに台詞や歌に合わせ登場人物を貼り付けたり外したりして遊ぶ．
- マグネットを使っているので障がいの重い力の弱い子どもでも貼ったり外したりすることが容易にでき，扱いやすく，成功感や達成感が経験できる教材である．

「おおきなかぶ」

- 子どもたちに長く読み継がれているロシアの昔話「おおきなかぶ」を題材にした．
- キャラクターの顔の上に自分の顔や友達の顔，保育者の顔の写真を貼り付けてキャラクターを一人ひとり登場させると，子どもたちの集中度合いが高まり，大喜びである．
- ペーストシアターを導入に使い「おおきなかぶ」の劇ごっこに展開できる．

パネルシアター

パネル布を貼ったボードを舞台に，不織布でつくった絵人形を使い，演じる教材のこと．

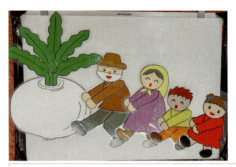
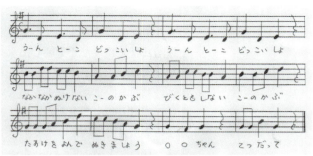

♪う〜んと〜こどっこいしょ，う〜んと〜こどっこいしょ，なかなかぬけないこ〜のかぶ，びくともしないこ〜のかぶ，たすけをよんでぬきましょ〜，○○ちゃん，てつだって〜♪

参考：A. トルストイ再話．内田莉莎子 訳．佐藤忠良（画）．おおきなかぶ．東京：福音館書店．1966．（作詞・作曲は，筆者による）

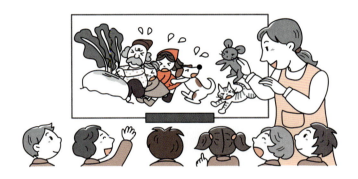

影絵やブラックライト遊び

- 手遊びやペープサート（紙人形劇）など保育者が演じる遊びでは，通常なら気にならない周囲のさまざまな刺激（たとえば，他から聞こえてくる音，窓から差し込む光，蛍光灯のわずかな点滅など）が邪魔をしてしまい，保育者や教材に注目することが難しい子どももいる．
- 「影絵」や「ブラックライト遊び」は，周囲が暗いため不必要な刺激が抑えられ，見える部分が明るく強調される．また，声や音楽に合わせ教材が動くことで，関心を向けやすく注意が持続する遊びである．
- 物を見つめるのが苦手だったり，視線がなかなか定まらずぼんやり眺めていたり，背景の中から教材を際立たせて注目することが苦手な子どもにも，見やすい遊びの1つである．見る力と聞く力を同時に育てることに優れている．

> **ペープサート**
>
> ペープサートとは紙人形劇のことである．ペーパーパペットシアター（Paper Puppet Theater）とも呼ばれている．人や動物などのキャラクターを紙に描き，割り箸などの棒を取り付けて人がそれをもって動かし，演じるもの．いわば，動く紙芝居である．

影絵

- スクリーンの裏側からライトを照らし，物の影を映したり，セロハンなど光を通す素材を使った絵を映し出す．スクリーンを通すことで，やさしい光と色彩を楽しむことができ，色とりどりの影絵人形の動きやシャボン玉などもきれいである．また，身近なおもちゃや生活に使っている物を映して黒い影を見ることも想像力を働かせることができて楽しめる．
- 見ているだけでは物足りなく，スクリーンの裏側に興味をもち，保育士と一緒にセロハンを貼ってつくったペープサートを動かして楽しみ，また，友達の影をスクリーンに映し出し，「だれかなぁ？」と当てっこをする遊びも人気がある．子どもが操作するので，セロハンを使った教材には上から透明のカバー用フィルムを掛けると強度は高まる．

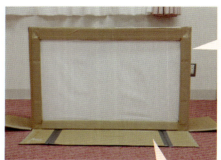

段ボールでつくった簡便な影絵用の舞台．足元は安定させるために段ボールで「羽」を付け，スクリーンは薄手の布を貼り付けた．光源はプロジェクターを使用する．

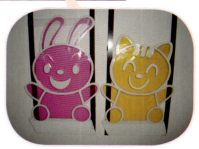

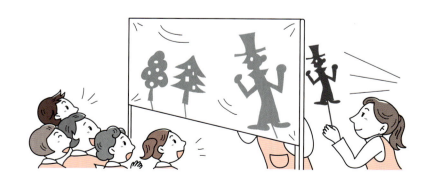

ブラックライト

- 蛍光紙や蛍光素材でつくった画面にブラックライトという特殊なライトで照らすと，蛍光色や白色が光って眩しく感じるほどである．
- てんかんをもっている子どもの場合，強い光が刺激となる場合があるので注意が必要である．一方，視覚でとらえづらい子どもにとってはとらえやすくなり，非常に興味深い教材である．

「きんぎょが にげた」を参考にして制作した紙芝居

- 絵本『きんぎょが逃げた』（五味太郎作，福音館書店）をもとに，筆者が，ブラックライトで映える紙芝居を作成した．

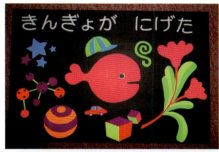

- きんぎょの移動は，テグスを使い動きを出した．

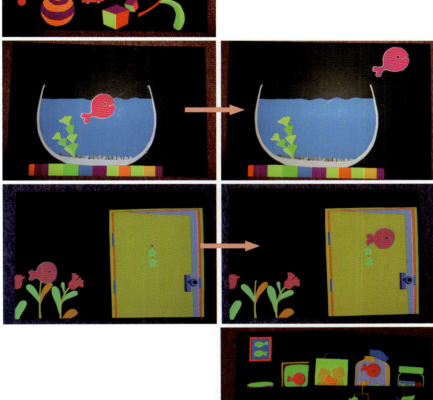

参考：五味太郎（作）．きんぎょが にげた．東京：福音館書店；1982．

スライド

> **パワーポイント**
> パワーポイント（PowerPoint）は，マイクロソフト社が開発し販売している，Windows，macOS，iOS用のプレゼンテーションソフトウェアのこと．文字や画像などを，スライド形式で表示することができる．

- パソコンソフトの「パワーポイント」でつくった教材である．「アニメーション」機能を応用したり「図形」機能を工夫することで動きのない絵本の題材も絵に動きが出て，そのことで「絵と名称」が一致する．また，音や写真を取り込み，子どもに人気のある歌に自分や友達の顔写真が登場することで，同じ題材であっても違った楽しみ方ができる．
- 姿勢の関係や視力の問題から大きな画面を見ることが難しかったり，大勢の中で見ることが難しい子どもが，少人数の中で教材に近づいて見たり，保育者とのやりとりを含め楽しめる教材である．
- パソコンに子どもが操作できるスイッチをつなげることで，脳性まひの子どもは，自分の行為が画面に反映することで達成感が得られる．また，子どもと保育者が台詞と操作役に分かれて演じることで一体感が生まれる．

「まるまる」を参考にして制作した"アニメーション"

- 絵本『まるまる』（中辻悦子作，福音館書店）をもとに，筆者がパワーポイントを使用して，参加型の"アニメーション"を作成した．
- 最初は何もない画面から形が現れる楽しみから，回を重ね見ていくうちに「次はこれが出る」と予想することに楽しみが変わっていく．
- 次の形を出すときはマウスでの操作なので，出すタイミングを子どもの表情や態度に合わせたり，一つひとつのアニメーション時間を変えることで，子どもの注視する時間を調節することができる．

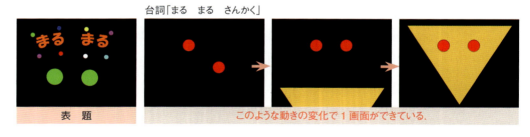

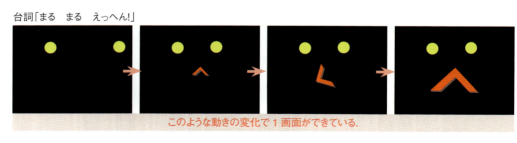

参考：中辻悦子（作・絵）．まるまる．東京：福音館書店；1998．

スヌーズレン

- **スヌーズレン**とは，1970年代のオランダで重度の知的障がい者のための余暇活動として始まったもので，「視覚」「聴覚」「触覚」「味覚」「嗅覚」の五感を刺激しながら行われる．オランダ語の「鼻でくんくん匂いをかぐ」という意味と，「うとうと居眠りをする」という意味をかけ合わせた言葉で，五感で周囲の様子を感じ取る要素と，「光」「映像」「音」「温度」「触覚」「匂い・香り」「味」「揺れ」などさまざまな刺激の中から，自分が好む感覚を受けることや，落ち着いた空間の中でリラックスする目的がある．
- いろいろな感覚を楽しめるように，保育室を一日中薄暗い環境にし，小さな音でBGMを流し，シンクには「手浴・足浴」ができる設定をした．イルミネーションやスライドを設定したり，子どもたちの好きなものを用意し，手づくりのスヌーズレンの環境を用意した．

【参考】
国際スヌーズレン協会日本支部：
http://isna-mse.jp/

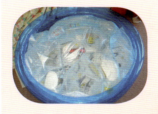

ビニールプールの中に，お湯を入れた45Lサイズの半透明の袋（ごみ袋など）を並べ，毛布を掛け，温かさと揺れをつくり出した．

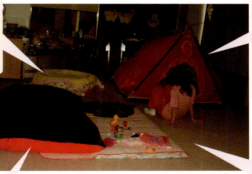

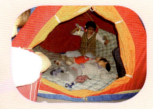

テントの中にマットレスを敷き，光グッズを設置した．

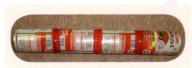

音の鳴る玩具や感触グッズ，水カンリンバを設置した．ホームページを参考に筆者が作成した．

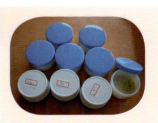

軟膏容器に匂いのエッセンスを含ませた布を入れ，容器の裏には香り名を貼り付けた．

視聴覚教材の効果

　障がいの特性によっては，聴覚からの情報より視覚からの情報が入りやすく，視聴覚の教材に興味や関心を強く示す場合がある．初めは手づくりの視聴覚教材のほうにより強く興味を示すが，次第に教材を使っている保育者に視線を使い「もう1回見たい」と催促したり，「カード」を利用して見たい題材を選ぶなど，保育者と子どもの間でのやりとりが生まれ，コミュニケーションが育っていく．定頸が不安定な子どもは「見たい」という気持ちが高まり，頸を持ち上げるので，頸の安定につながる．

　教材作成は保育者同士で役割分担をして，チームで作業することで，多様な意見を取り込むことができ，よりよい教材をつくることができる．

感覚を活かした遊びのルールづくり

　感覚を堪能する遊びは大切なことだが，感覚刺激を求めている子どもたちの中には，「いつまでもブランコに乗っていたい」「水遊びから離れられない」など，集団生活の中で問題を生じさせることもある．遊びを続けてもよい時間帯，場所，遊び方などを決め，そのルールの中で遊ぶサポートをすることが大切である．たとえば，なかなかその刺激から離れられない子に対しては，「歌が聞こえたらおしまい」と決め，毎回同じことを行い「おしまい」の意味を伝えていったり，見通しがつくように，次に行う活動を知らせたり，集団生活の中でどの場面なら「好きな感覚を取り入れられるか」など，その子のわかりやすい方法や生活の中で満足できる場面を見つけ，工夫しつくり出していくことも必要になってくる．

3 親との連携と支援

障がいをもった子どもに対する親の受け止め

- どの親も，妊娠が判明したときから健康で元気なこどもの誕生を待ち望んでいる．しかし，出生時，または後に障がいがあるとわかると，親はなかなかそのことを受け止められず，戸惑いや拒否，不安，失望，落胆などの感情が起こるのは自然な反応である．
- 現代は，障がいがない子どもも子育てが難しい時代だといわれており，障がいの軽重にかかわらず，わが子に障がいがあるとわかった時点の親の衝撃は計り知れないものがある．
- 親は，障がいを抱えた子どもをどう育てていったらよいのか，また，どんな支援制度があるのか悩み，そして葛藤と問いが続く．

> **事例**
>
> **障がいを受け入れるまでの親の心の変化**
>
> 　私の子どもは3歳に発達障がいと診断され，診断を受けたときは夫婦で涙が止まらなかった．わが子は，他の子に比べて少し苦手なことが多いが，普通の子どもと変わりがないのではないかと診断を認めたくない考えばかりが頭をよぎっていた．さらに，子どもの発達障がいは親である私たちが原因ではないかと自分たちを責めた．子どもがよくパニックを起こすので育てづらさを感じていても，発達障がいであることを保育所のママ友に相談できず，本音で話せる相手がいないので孤立していた．しかし，「発達障がい児の親の会」に参加して，自分や子どものことを素直に話すことができ，子どものことを拒否されず受け入れてもらえる共感の場を見つけ，子どもの障がいを受容できるようになった．

- 障がい児（者）は，障がいゆえに生じる特別なニーズをもち，それらに対する特別な配慮を受ける権利をもつという認識は，子どもの権利条約でも揚げている（第23条2項）．しかし，親の中には，子どもの強いこだわりや不適切な行動でなかなかコミュニケーションがとれないために育児の大変さや悩みを一人で背負い込んでいる場合がある．
- 田中は「障がいをもった子どもを抱えた母親は健常児の母親に比べストレスが高い」と述べている．さらに「父親や祖父母が障がいに対して拒否的であると母親のストレスは高くなる」と述べている（田中，1996）．
- 親は障がいを抱えた子どもの将来に対する不安を抱えているので，保育者は幼稚園，保育所の生活の様子や発達経過など小学校の支援学級や特別支援学校への移行がスムーズに行われるように，教育機関等への長期的な視点をもった連携や調整が重要となる．

【文献】
田中正博．障がい児を育てる母親のストレスと家庭機能．特殊教育学研究；34(3):23-32．1996．

障がい受容

- 親が子どもの障がいを受け入れることは容易なことではない．障がい受容には3つの過程（①段階説，②慢性的悲哀説，③螺旋形モデル）があるといわれている．

①段階説

- これは主に，先天性奇形のような生後すぐに障がいがあることがわかるような事例に当てはまる．
- ドローター（Drotar）は，先天性奇形をもつ親の心の変化を「ショック」「否認」「悲しみと怒り」「適応」「再起」の5段階に分類している（⓫）（Drotar, 1975）．

【文献】
Drotar. D., et al. The adaptation of parents to the birth of an infant with a congenital malformation: a hypothetical model. pediatrics 1975; 56(5): 710-7.

⓫ 先天奇形をもつ親の心の変化

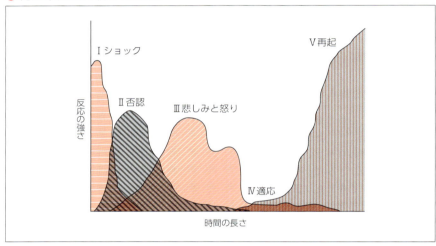

Drotar. D., et al. The adaptation of parents to the birth of an infant with a congenital malformation: a hypothetical model. pediatrics 1975; 56 (5) : 710-7.

Ⅰ．**ショック**：この時期は，子どもに思い描いていた未来像が変わり，泣いたり，どうしようもない気持ちになり，時には逃げ出したい衝動にかられる．

Ⅱ．**否認**：「私の子に障がいがあるなんて，もしかしたら専門医の診断ミスなのでは」など，障がいの診断に疑問や不信感を抱き，認めようとはしない心理が働き，医療機関を転々とする（ドクターショッピング）．

Ⅲ．**悲しみと怒り**：障がいをもった子どもや自分自身に対して悲しみや怒りなどの感情が現れる．子どもに愛着を感じることに躊躇を覚え，親としての義務感だけで子どもを抱くなどの感情の動きがある．

Ⅳ．**適応**：悲しみや怒りが少しずつ落ち着き，書籍や専門家から障がいについての知識を得て，または同じ障がいがある子どもの保護者と知り合い，そこから経験談を聞いたり，コミュニティに参加することで，障がいに対して受け入れる下地が形成される時期であるが，親によって適応できる時期は違ってくる．

ドクターショッピング

次々に医療機関を受診し，自分に都合のよい診断をしてくれる医師を求めること．

Ⅴ．再起：母親は，子どもに問題が起こったのは，何も私のせいでないととらえ，罪障感からの回復の時期，適応機関での知識や経験により，子どもの少し先を見通すことができ，障がいを認め，「共に頑張ろう」とする気持ちがもてるようになる．

> **母親罪障感**
> 母親が子育ての中で子どもに対して「申し訳ない」「心苦しい」と感じること．
> （石野陽子．母親が子どもに抱く罪障感の心理学的研究．東京：風間書房．2007．）

②慢性的悲哀説
- 親は，常に悲哀的な感情を抱いているということではなく，子どもの成長の節目（保育所，幼稚園の入園や小学校入学，進学，就職など）で周期的に「うちの子に障がいがなければ」などの想いが再燃してしまう状況のこと．

③螺旋形モデル
- 螺旋形モデルとは，段階説と慢性的悲哀説を合わせたようなもので，保護者の心理状況は，どちらか1つに当てはまるだけではなく，「子どもと共に頑張ろう」という前向きな気持ちと，「障がいがなければ……」という悲哀の気持ちが行ったり来たりしている考えである．
- このような過程や段階を繰り返し経ていくうちに，母親は子どもの障がいを理解し，その子の本来の姿「障がいがあってもかわいい子」「存在そのものが愛おしい」と気づき，ありのままの姿を受け入れる．最初の衝撃から気持ちの揺れがあり，現実を受け入れられるために必要な時間は人それぞれだが，周囲の協力を得ながら徐々に立ち直り，子育てをしていく．

親や家族への支援の必要性

- 現代は，少子社会で核家族化が進み，さらに地域のつながりも希薄な状態で身近に育児に関する伝え合いや協力が得られない中で，親は孤立し手探りの状態で育児をしており，子育てが難しい時代である．さらに障がいがある子どもがいると母親だけに育児が集中しすぎる傾向がある．そのため支援者は，母親や子どもだけへの支援ではなく，家族全体を視野に入れた取り組みが必要となる．

①家族への支援
- 子どもの発達を促す場として，療育機関やデイサービス等で子どもへのかかわり方を支援者と一緒に考える場が必要となる．
- 親や家族を支える場として「親の会」がある．そこで悩みを共感し合ったり，療育や福祉などの情報を得ることができ，障がい児が園や社会の中で暮らしやすい生活を考える場として重要である．
- 保育者は，障がい児を抱えた保護者支援のために保護者の言葉に傾聴し，思いに寄り添うとともに，子どもの発達を支えるために，保育所と家庭とのコンセンサスを図ることが大切である．

②障がい児を抱えた家族をサポートする育児支援の必要性

- 障がいにより筋肉の力が弱い(低緊張)と，生後3〜4か月が過ぎても首がグラグラ(定頸していない状態)しているので，首を手で支えながら体幹全体を支えるため，不安定な姿勢となり，親は抱っこするのも疲れる．さらに，哺乳力が弱いと授乳にも時間がかかる．
- 触覚過敏の子どもは抱っこを嫌がったり，また，筋肉の緊張が強すぎる障がいがあると，抱っこしても反り返ったりするので，おむつ替えや衣類の着脱がスムーズに行えず，母と子どもの気持ちがきちんと通じ合った状態の育児を経験することが少なくなってしまう．これらは，子どもにとって母親からの育児行為が快適ではなく，母親にとっては子どもとの愛着関係に影響を来しやすい．
- 夜泣きが激しいと子どもの睡眠リズムの確立が困難となり，さらに偏食や少食があると親の育児に対する不安や自信喪失につながり，ひいては虐待につながる恐れがある．
- 以上のことから，子育ては母親だけの力では実現するのが難しいことが多々ある．障がいのある子は特別なサポートが必要になるため，子育てを母親一人が抱え込むのではなく，家族みんなでお互いに不安や悩み，喜びや楽しみを共有し家族の絆を強くすることが，母親の子育てを楽にすることにつながる．また，障がいがある子どもにとって，自分を受け入れ家族の一員として生活するためには，信頼関係を結ぶことができる家族の存在は大切である．
- 障がい児にきょうだいがいる場合，他の「きょうだい」の育児が後回しになったり，我慢をさせがちになる場合がある．
- きょうだいは，何とかして「親の気持ちを引き付けたい」と思い泣き叫んだり，「不満を表に出さない」我慢をする子もおり，どちらの場合も同じように気持ちの負担を感じる場合がある．
- 母親と障がい児のきょうだいたちが**親子の信頼関係をきちんと結ぶことは，障がいのある子がきょうだい関係を通して成長し発達していくためには欠かせないこと**であり，「きょうだい」たちの自立に向けても重要なことである．

③集団場面での支援の必要性

- 保育をするうえで，子どもの障がいの有無にかかわらず，親と信頼関係を深めることは非常に重要なことである．
- 子育ての不安や苦悩に対して，「独りではない」「一緒に歩んでくれる人がいる」という安心感を親がもてるようにすることが，子育ての意欲や自信につながる．
- 障がいのある子は，集団生活と家庭生活では異なる姿を見せることが少なくない．園や家庭での様子を双方が知ることで，それぞれの生活にお互いの情報を活かすことができ，そのことが子どもの発達につながっていく．
- **就学する前に集団に参加することは，子どもたちの成長過程で大切**なことである．

定頸
乳児が自分で頭を自由に動かせる状態で3〜4か月で定頸する．「首が座る」ともいう．

- 障がいの有無にかかわらず，遊びや生活を中心とした環境で一緒に過ごし共に育ち合うことは，子どもの世代や親世代にとっても，将来お互いが共に社会生活を営むうえで大切な土台づくりとなる．
- 障がいのある子どもの親は，子どもの行動に悩みを抱えているうえに，さらに子ども同士のトラブルから親同士の関係が難しくなることもある．そこで，障がい児と親を支える関係機関の連携や仕組みがとても重要になってくる（⓬，〔p.92 図㊲参照〕）．

⓬ 地域における障がいのある子どもと親を支える関係機関

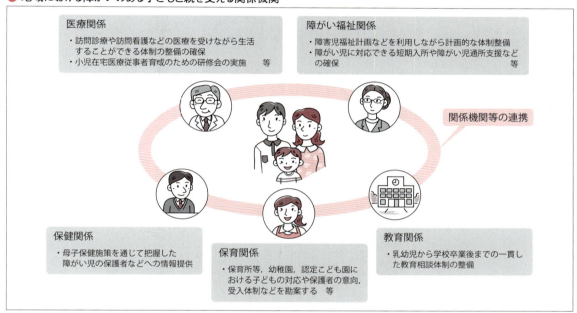

参考：重症心身障がい児及び医療的ケア児の支援協議会資料．2019．

親や家族に対する支援の方法

①健康管理として

- 任意ではあるが，出産した病院で出産後1か月頃に，母子の産後の様子を診るための「1か月健診」がある．子どもの体の測定だけではなく，姿勢反射のチェック，視聴覚等の発達状態，股関節脱臼，黄疸，母乳やミルクの飲み具合，睡眠や排せつの様子などの聞き取りや診察がある．
- 市町村の3〜4か月健診の前に，乳児家庭全戸訪問事業（こんにちは赤ちゃん事業）で子どもの健康状態の観察や育児の相談を受ける．
- 市町村で行う乳幼児検診は，乳幼児の健康保持及び増進を図ることを目的とし，発育・栄養状態の確認，先天的な病気の有無，疾病の早期発見，予防接種の助言，育児の相談や助言をする．
- 健診等で子どもに障がいや遅れの疑いがあると，健診の経過観察で発達をフォローしたり，精密検査が必要な場合は専門機関（医療機関・発達支援センタ

乳児家庭全戸訪問事業

乳児家庭全戸訪問事業とは，「生後4か月までの乳児のいるすべての家庭を訪問し，様々な不安や悩みを聞き，子育て支援に関する情報提供等を行うとともに，親子の心身の状況や養育環境等の把握や助言を行い，支援が必要な家庭に対しては適切なサービス提供につなげる．このようにして，乳児のいる家庭と地域社会をつなぐ最初の機会とすることにより，乳児家庭の孤立化を防ぎ，乳児の健全な育成環境の確保を図るものである」と定義されている（厚生労働省）．

一等）を紹介する．

②**家族支援に対して**

- 医療や療育などの費用で経済的な負担は大きくなる場合もあるため，行政からの給付金（特別児童扶養手当等）や重症心身障がい児（者）の医療制度などがある．
- 障がいによっては，周囲から理解されにくい面があり，障がいのある子どもの親や家族だけで悩みを抱え込んでしまう場合が少なくない．そうした状況に陥らせないために，ペアレント・メンター活動のようなさまざまな自助グループの支援やレスパイトケアがある．
- 精神的に不安定になりがちな「きょうだい同士の交流の場」などで，きょうだいのフォローは重要である．

③**集団場面での支援に対して**

- 保育者が，子どもの普段の生活や遊びの姿を親と共感できたり，また気軽に相談できる場をもつことは，親の心の負担軽減につながる．

保育者ができる具体的な障がい児支援の方法とは

①**障がいのある子の理解を深めるために特性を学ぶ**

- 障がいの有無にかかわらず，その子どもに合ったかかわりをすることが大切である．
- 子どもの姿を細かくとらえることができ，子どもの一見「ふさわしくないように見える行動」の意味や背景となるものがより深く理解でき，かかわりの手立てがわかる．
- 幼児期に「社会の中で自分と違う人がいるのは当たり前」という柔軟性を育てることにつながる．
- 子どもの観察がしっかりできるようになり，保育のあり方を見直すきっかけができ，保育の充実につながる．

②**親とのコミュニケーションをもつために保育者が心がけること**

- 親から，障がいのある子や家族のさまざまな疑問や悩みを聞き，それに共感しながら相談に応じられる存在になれることが重要である．
- 保育者は子どものためにより良い対応を親と一緒に考え，発達を支援していくためのパートナーになっていける信頼関係を築くことが大切である．

> **ペアレント・メンター**
> 発達障がい児を育てた経験のある保護者が，発達障がい児をもつ保護者に対し，自身の子育ての経験から相談に応じたり，有益な情報を提供したりするボランティア支援を行うこと．

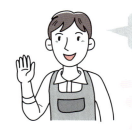

お母さん，今日こんなことがあったんですよ〜

気になることを伝える前に，優れた点や成長をたくさん伝えよう！

▶親に温かく寄り添う気持ちを心がけ，親が話しかけやすい態度を日々心がける．

友達のような関係になるのではなく，あくまでも保育の専門家としての立場を忘れずに，柔らかい表情を心がけ，聞く態度として「うなずき」や「視線の向け方」などに留意しながら親としっかり向き合うのよ．また，「責められている」と感じる場合もあるので，そのように受け取られないように，言葉や態度に十分気をつけるのよ．

▶普段から保育者の方から親に子どもの日常の様子を伝え，「親とのやりとり」を大切にする．

日常的なコミュニケーションを大切にし，積み重ねていくことで，何も発信しない親に対して会話のきっかけができたり，親が「気になっている子どものことを話してみようかしら」という気持ちになりやすいわよ．

子どもの抱えている困難がより明確になり，子どもが苦手としている部分について，どのようにサポートしていくかを具体的に親と話し合っていきやすいのよ．

子どもの姿は園と家庭では違う場合があるわ．園での情報やアイディアが育児の手助けになったり，逆に家庭での対応方法が園で過ごすヒントになったりするので，お互いの力を借りながら子どもの遊びや生活に活かしていけるわよ．でも，家庭の協力を得ることは大切だけれど，そのことが親に過度なプレッシャーにならないように気をつけてね．親も育てにくさから負担を感じていることが少なくないのよ．

▶親の言葉に耳を傾け，尊重し，寄り添い，ねぎらい，共感し親の思いを受け止めることが必要である．

集団の中での子どもの育ちを親に伝えることは大切なことだけれど，その事実を親が受け入れ難い場合もあるの．現実の姿から「目をそらしたい」「聞きたくない」という抵抗や否定を強める場合もあるので「支援してくれる人がいる」「理解してくれる人がいる」と親が感じることが大切なの．このことが保育者や園を信じてもらうことになり，親が子どものありのままの姿を受け入れることにつながるのよ．

> **演習** 親の「支えになると思う言葉」と「傷つくと思う言葉」とは？
>
> 親の「支えになると思う言葉」と「傷つくと思う言葉」とはどんな言葉でしょう．保育者の立場，親の立場の両方を想像しながら話し合ってみましょう！
>
> ヒント：「いつでもお話を聞かせてください」「○○ちゃんを一緒に支えていきましょう」「他の子と比べてできないんですよ」「お母さんのかかわり方が下手なんですよ」

③チームワークで保育をする

- 担任だけではなく，他の保育者とも指導方針を共有することは適切な保育につながる．
- 刻々と動いていく保育現場では，「すぐに対応しなければ」という場面が少なくないが，すぐに手が回らないときにはサポートに入ってもらえる体制をつくっていくことが大切である．
- 保育者集団は，経験や知識にばらつきがあるので，研修などで学んだことを園全体の学びとして浸透させていくことが大切である．研修に参加できる体制づくりや巡回指導，専門家のアドバイスなどを受けることも必要である．
- 子どもや家族の情報を共有する場合は，園内や関係機関，巡回相談などの範囲に限り，他の親や外部に漏らしてはいけない．==守秘義務を厳守することが重要である==．
- 困ったことを「どうしたらよいだろう」と自然に話せる関係であったり，同僚の困り事を共有し「こうしたら？」と提案できる，お互いを支え合う保育者集団になっていけたなら，子どもの個別対応も充実したものとなっていく．
- 保育者は独りよがりの判断をしないためにも，子どもの特性を多面的にとらえることが重要である．

> ### 「きょうだい」に障がいのある子がいるとき
>
> 「きょうだい」に障がいのある子がいる場合，「きょうだい」が成長していく過程で乗り越えなくてはならない事象がたくさんある．親の声として「きょうだいの対応での悩みや相談」を受けることは少なくない．きょうだいから「障がいは治るの？」「なぜ話さないの？」「なぜ同じことを繰り返すの？」など疑問に思っていることや，「きょうだいの気持ち」「きょうだいの思い」を親は代弁，共感することが大切である．さらにこれからどうすればよいかを提案している「きょうだい」に関する書籍もあるので，一読してみよう！
>
> 『自閉症児の「きょうだい」のために　お母さんへのアドバイス』
> (サンドラ・ハリス 著／遠矢 浩一 訳，ナカニシヤ出版，2003).

④関係機関との連携

- **子どもの特性をお互いに共有し，接し方や支援の方向性についての共通理解をすることが望ましい**ので，園は子どもの支援にかかわる関係機関とつながりをもち，連携していくことが大切である．
- 子どもが医療機関や療育機関，相談機関に通っている場合，まずは親にそれらの機関と連絡を取り合う目的を伝え，連携してもよいかどうかの了解を得ることが必要である．
- 親が直接話し合いには参加しないため，それぞれの機関との信頼関係を保つためにも，園と交わした情報を親にきちんと伝える仕組みをつくることが大切である．
- <u>巡回相談</u>などを利用し，園での様子を専門家に直接見てもらい助言してもらうことも大切である．

> **巡回相談**
> 学校や保育所・幼稚園などから要請を受け，心理学等の専門家が出向いて教師や保育者を支援する活動のこと．

3-3 子ども同士のかかわり合いと育ち合い

> **学習のねらい**
> 1. 障がいのある子どもが仲間と共に育つ過程を支援する，保育の役割について考える．
> 2. 統合保育と分離保育について，それらの特徴について学ぶ．

- 近年，わが国における少子化・核家族化の傾向において，子ども同士の触れ合いの場や母親同士の交流を求める親のニーズに応えるために，子育てサロンや幼稚園の早期通園などが増え，集団での遊びの場は重要になってきている．
- 集団保育は，子ども同士の育ち合いを保障する重要な場であり，障がいをもった子どもの親も，わが子をより多くの子どもと触れ合わせたいと願い，その場を求めている．
- 子どもは大人のかかわりから学び成長することは多いが，一人ひとりの子どもや子ども集団から学ぶことは大きい．子どもの目線はなぜか同年代の子どもに向かい，自然にお互いの真似をしたり，できなかったことに挑戦していく．そこには大人の特別な介入は必要ないのである．
- 幼児は，自分の身体と違う特徴の人に会ったり，絵本で知ったりすることで，相手と自分との違いに気づくようになる．また，自分の性や手足の構造（指の数など），肌の色や髪の毛の色など身体的特徴を認識すると同時に，自分と違うものに関心を向けたり，疑問を感じたりする．

> **事 例**
>
> **「あれ？ 私と違う」保育所に通う2歳児女児の例**
>
> 　母親と一緒にバスに乗り帰宅中のNちゃん．バスに乗り合わせている人々にも興味関心が旺盛．Nちゃんは「ママ，あのおじちゃんどうして目が1つなの？」と突然大きな声で母親に質問をした．Nちゃんの視線の向こうには，眼帯をした男性が座っていた．母親は「目の病気だから治しているのよ」と答えると，Nちゃんは理解した様子で男性を見ていた．母親は，「大きい声でたずねるから，男性にも悪かったし恥ずかしかった」「かわいらしい質問にバスの中でクスクスと笑いが広がった」ことを，次の日の登園時に話してくれた．

1 子ども同士の日常的出会い──統合保育

- 保育所や幼稚園などで障がいのない子どもと一緒に保育する中で，障がいに関する疑問を感じ始める幼児期に適切な障がい児への理解を伝えることで，自分と違う人たちの存在を知り，多様な価値観を学んでいく．
- 障がいのない子は最初戸惑い，いろいろな感情を抱き，それをはっきり口に出して表現することがある．そのとき，大人は子どもが理解できる表現で「相手や違いを理解する」ことを伝えることが統合保育の第一歩となる．
- そのような感情は一緒に遊び，生活をしていく中で徐々に薄れ，次第に特別な感情をもたない当たり前の仲間になっていく．

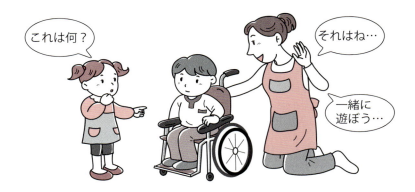

- 統合保育が推奨される理由として，幼児期から障がいがあっても共に遊ぶ仲間として過ごす機会は，共生社会の第一歩となる（山田，2010）．
- 田中は，3，4歳児になると社会性と自制心がつき，相手との共通点を引き出したり，相違点の違いを受容するようになると述べており，この頃から互いに他者との折り合いをつけながら適応能力を高めていくことが大切だと考えられる（田中，1986）．
- 一方，この時期は乱暴な言葉や汚い言葉（バカ，ウンコ，ドジ，オシッコなど）を好んで使い，自分と違うものを排除する気持ちも芽生え始める．
- したがって，保育士は他者に対する思いやりや，共感的態度について子どもが理解できる言葉で導くことが大切となる．

【文献】
山田真．障害児保育 －自立へむかう一歩として－．東京：創成社；2010．

【文献】
田中昌人・田中杉恵．有田知行（写真）．子どもの発達と診断（4）幼児期Ⅱ．東京：大月書店；1986．

> **演習　足が不自由で縄跳びができない子**
>
> みんなができるようになった縄跳びを、足が不自由でまだできない子がいます。それを、ある子が「なんでできないの、へたくそだな」と言ったことに対して、どのような対応をしたらよいか、皆さんで考えてみましょう！
>
> ヒント：「そんなことを言ってはダメ」と否定するより、みんなの仲間であることが理解しやすい言葉がけは？ 言われた子どもがくじけてしまわないためにフォローする言葉がけは？

- 子どもは保育者の教育的かかわりがお手本となり、他者にかかわるときの受容的な態度を学んでいくのである。その意味では保育者の役割は大きい。
- 乳幼児期は、基本的日常生活動作の獲得に大切な時期であるが、子どもたちは他児の行っている食事・着脱・排せつ行為などを見て模倣することで、その行為を習得していくことにつながる。
- 障がいをもった子どもでも、親や大人が教え込まずとも、子ども同士のかかわりの中で、自然に身につけていくことがある。
- 発達障がい児など、模倣することが難しい子どもの場合、保育者が他児の行為を見ることを促す、一緒に活動するなどの配慮・援助が必要である。

➡「2章 発達と障がい 2-9 発達障がい児の理解と援助 ②なぜ、気になる行動が見られるのだろう?」

事例2

発達障がいで口の中が感覚過敏症だったAちゃんが統合保育で食べるようになった

Aちゃんは口の中の感覚過敏もあって、家庭では食事の量が極端に少なく、お母さんも困っていた。しかし、保育所に行って、みんなと一緒に楽しく食事をすることができるようになり、食べる量や種類が増えた。

2 子ども同士の日常的出会い──分離保育

- 2012（平成24）年4月に障がい児支援の強化として通所サービスの実施主体が市町村へ移行された．これにより，児童デイサービスは「福祉型児童発達支援センター」と「医療型児童発達支援センター」として一元化され，多様な障がいの子どもの受け入れが可能となった．
- 療育機関では保育者のみの職員集団ではなく，理学療法士や作業療法士や言語聴覚士など，障がい児に対して専門の職種が配置されており，多職種が共に障がいのある子ども一人ひとりに対して，発達や障がい状況あるいはニーズに合わせて，きめ細かく，手厚い個別に近い保育や必要なリハビリを実施している．
- したがって，多職種とのチームアプローチを通し，保育者は子どもが抱えている問題や障がい特性について正しく理解し，かかわり方に留意し保育の工夫をしていく必要がある．

事例

～キャラクターがキューピッドに～　児童発達支援センターに通う2名の例（保育者と保護者の連携で子ども同士の関係が修復された例）

▶ M君5歳児．診断名：発達障がい．聴覚に過敏性がある．電車やキャラクターが大好き．
▶ Sちゃん4歳児．診断名：アンジェルマン症候群．友達が大好き．歩行が不安定である．

4月にM君とSちゃんは同じクラスになった．それまでは2人の接点はほとんど見られなかったが，半年ほど過ぎたある日，突然M君がSちゃんを見つけると走り寄り，両手でSちゃんの体を押して，倒してしまった．その後，何度か同じ行為が見られた．

《保育者の対策》
▼

① 担任同士は「怪我をさせないこと」を目的として，「M君とSちゃんを近づけないようにする」「M君とSちゃんから目を離さない」ということを当面の対応とした．
② ホールや園庭などの広い空間では，担任2人だけでは怪我のないような遊ぶ状況をつくれないため，会議で全職員に現状を伝え，「注意を向けてほしい」旨を伝え，M君とSちゃんの位置や他の保育士の位置なども意識し，保育者同士で声を掛け合いながら，2人の様子を見守った．
③ 「M君がSちゃんを押し倒すきっかけとなったことは何だったのか？」と担任同士で話し合ったり，他の職員にも心当たりがないかをたずねた．

《仮説を立てた》
▼

アンジェルマン症候群

発育や発達の遅れ，言語障がい，痙攣（けいれん），笑い発作，失調性運動障がいなどを特徴とする遺伝性の疾患．

思い当たるのは数日前に「Sちゃんが急に泣き出したときに，遠くでM君がその泣き声に不快感を示すように鋭い目つきでSちゃんを睨みつけていた」という場面が思い浮かんだ．M君のそのときの不快さが今回の「Sちゃんを押し倒す」という行為につながったのではないかと考えた．

　M君と保育者が1対1で遊んだり，Sちゃんと保育者が1対1で遊ぶ場面を多くしたが，保育者が一緒に遊んでいる場面でも，時によってはM君がSちゃんを見つけ，走り寄って押し倒そうとする行為が続いた．

《2人の関係の修復方法を考えた》
▼

① Sちゃんと保育者が一緒に，M君の大好きなゲームの人気キャラクターの絵本や人形を手渡しで受け取ってもらい，2人の関係を改善する方法を実践する．
② M君とSちゃんの母親に電話で詳細を伝え，「怪我をさせないように気をつける」ことを伝え，双方の親に安心してもらえるようにした．特にM君は加害者になり得るので，M君の母親が不安にならないような言葉を選び，連絡する頻度にも留意した．また，連絡ノートで2人の様子を伝えた．

　Sちゃんは初め少々怖がったが，M君はSちゃんよりキャラクターグッズのほうに強く意識が向いたためか，割と穏やかにグッズを受け取ってくれた．しかし，それからもM君がSちゃんを見つけると走り寄り，両手で押し倒そうとする姿は見られた．

　2週間程，毎日，Sちゃんと保育者はグッズをもって一緒にM君に働きかけた．

　ある日，いつものようにM君はSちゃんを見つけると走り寄っていった．あいにく，保育者はM君とSちゃんの近くにはおらず，「このままだとSちゃんは床に押し倒されてしまう」と担任は青ざめた．

　しかし，走り寄っていったM君がSちゃんの前でピタリと立ち止まり，じーっとSちゃんのおなかの辺りを見つめていた．よく見ると，Sちゃんは不安定なバランスで自分の着ていたトレーナーの裾を両手でまくりあげ，肌着に描かれているキャラクターの絵をM君に見せていた．

　M君はキャラクターをジーッと見つめ，何事もなかったかのようにSちゃんからスーッと離れていった．その日以来，M君のSちゃんに対する押し倒しはまったくなくなった．

《その後の対応》
▼

① M君とSちゃんの母親に経緯と結果を伝えた．実は，Sちゃんの母親は当日，あえてキャラクターをあしらった肌着をSちゃんに着せて，登園させていた．母親は，「SがM君に対してそこまでできるとは思わなかった」と話していた．
② 職員会議で経緯と結果を報告した．

> **? 考えてみよう！**
>
> - 前頁の事例はうまく解決できた例だが，なかなか解決できない場合も数多くある．今回，2人の関係が通常どおりになった要因を話し合ってみよう！
>
>   ヒント：保育者同士の連携，保育者と保護者の連携，子ども同士の関係など．

「子ども同士の育ち合い」を実りあるものにするために

- 子どもの問題行動を起こす背景を考え対策を検討するときに，==子どもの興味，関心を把握しいろいろ試みをすることが，親や保育者が子どもの発達を支援するための力を高める==ことになる．
- 子どもとの信頼関係を深め，それぞれの子どものよさを十分に認め，そのことを子どもたちに伝えながら取り組んでいく．
- ==保育者の言葉や振る舞いは，子どもが他者とかかわるきっかけやモデルになる==ので，場面に応じた適切な言動に心がける．
- 子どもそれぞれの気持ちに寄り添いながら，子ども同士が生活や遊びを通して一緒に楽しさを味わえるようにじっくりとかかわる．
- 時には親の力も借りながら，「子ども同士」や「親同士」「保育者と子どもと親」との支え合う力が失われないように留意する．

> **おすすめ絵本**
>
> **ディック・ブルーナの『うさこちゃんとたれみみくん』（福音館書店）**
>
> 　ディック・ブルーナの『うさこちゃんとたれみみくん』（福音館書店）は，作者の障がいをもった子どもに対する思いが，小さい子どもに向けてやさしいメッセージとして語られています．うさこちゃんの勇気ある行動に拍手！

● 引用・参考文献

- 厚生労働省雇用均等・児童家庭局保育課．改定保育所保育指針Q&A50（改定保育所保育指針研修会資料）．4章「保育の計画及び評価」保育課程について Q9．
- 厚生労働省．保育所保育指針．4章 保育の計画及び評価．
- 酒井幸子，中野圭子．ケース別 気になる子の保育サポート実例集．東京：ナツメ社；2014．
- 厚生労働省編．児童発達支援ガイドライン．保育所保育指針解説書（平成20年4月）．東京：フレーベル館．
- 岩﨑清隆，岸本光夫，鎌倉矩子，山根寛，二木淑子編．発達障害の作業療法 実践編 第2版．東京：三輪書店；2016．
- 笠師知恵，小橋明子．相談援助 保育相談支援．東京：中山書店；2014．
- 増沢高．虐待を受けた子どもの回復と育ちを支える援助．東京：福村出版；2009．
- 厚生労働省．令和2年度児童虐待相談対応件数．2020．
- 田中昌人・田中杉恵．子どもの発達と診断 幼児期．東京：大月書店；1986．
- 筒井孝子．厚生の指標；58(15)．2011．
- 西澤哲．虐待というトラウマ体験が子どもに及ぼす心理・精神的影響．北海道医療大学看護福祉学部学会誌；5(1)：5-10．2009．
- 片山義弘・片野隆司編．幼児教育・保育講座15 障がい児保育．東京：福村出版；1993．
- 今塩屋隼男編．障害児保育総論．大阪：保育出版社；2006．
- 太田篤志．イラスト版 発達障害児の楽しくできる感覚統合 〜感覚とからだの発達をうながす生活の工夫とあそび〜．東京：合同出版；2012．
- N.R.Finnie編著．梶浦一郎監訳．鈴木恒彦訳．脳性まひ児の家庭療育 原著第3版．東京：医歯薬出版．1999．
- 佐藤剛，土田玲子，小野昭男編．みんなの感覚統合 その理論と実践．大阪：パシフィックサプライ；1996．
- 黒澤礼子．赤ちゃんの発達障害に気づいて・育てる完全ガイド．東京：講談社；2009．
- Marshall H. Klaus, John H. Kennell著．竹内徹，柏木哲夫，横尾京子訳．親と子のきずな．東京：医学書院；1985．
- 金子恵美．保育所における家庭支援 −新保育所保育指針の理論と実践−．東京：全国社会福祉協議会；2010．
- サンドラ・ハリス著．遠矢浩一訳．自閉症児の「きょうだい」のために お母さんへのアドバイス．京都：ナカニシヤ出版；2003．
- 田中正博．障がい児を育てる母親のストレスと家庭機能．特殊教育学研究；34(3):23-32．1996．
- 山田真．障害児保育 −自立へむかう一歩として−．東京：創成社；2010．
- 田中昌人・田中杉恵．有田知行（写真）．子どもの発達と診断(4)幼児期Ⅱ．東京：大月書店；1986．
- ディック・ブルーナ（文・絵）．松岡享子訳．うさこちゃんとたれみみくん．東京：福音館書店；2008．
- 重症心身障害児及び医療的ケア児支援協議会．2019年度参考資料．
- 厚生労働省．児童虐待相談対応の件数．2020．

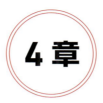

保護者や自治体・関係機関との連携

- 本章では，近年の家族を取り巻く状況（家族構成，親子の環境等）を知るとともに，障がい児の保護者支援について学ぶ．

- 2014（平成26）年，わが国も「障害者権利条約」を批准し，「今後の障害児支援のあり方に関する検討会」が翌年発足した．基本理念は，①地域社会への参加の推進と合理的配慮，②障がい児の地域社会への参加・インクルージョン（包容）の推進と，そのための後方支援としての専門的役割の発揮，の2点が大きく掲げられている．

- 近年の保育現場は，「発達が気になる子」や「特別な配慮を必要とする子」の増加など，障がい児を支援するうえで保育所や幼稚園のみの支援では限界があり，医療，福祉，保健，教育，療育等の関係機関との連携と調整が重要になってきている．本章では，具体的に小学校への移行支援時の連携方法や，特別支援教育の仕組み，地域の障がい児福祉サービスについて説明する．

- 障がい児を抱えた保護者への支援は3章（p.149）にも説明しているが，この章でも親に対する基本的な姿勢，親の障がい受容等の対応について，演習事例を通してわかりやすく紹介していく．

4-1 保護者や家族に対する援助

> **学習のねらい**
> 1. 子どもを取り巻く状況から課題をとらえる.
> 2. 子どもの心情, 意欲, 態度を促すかかわり方について考える.

1 近年の子育て事情

家族構成の変化

- 近年, 家族構造は大きく変化し, **核家族**(夫婦世帯, 夫婦と未婚の子, 片親と未婚の子)が増えている. 中でも単独(単身)世帯, 夫婦のみの世帯が増えている(❶).
- 1986(昭和61)年に子どものいる世帯といない世帯の割合は, ほぼ同数であったが, 2019(令和元)年の調査では子どものいない世帯が78.3%を占め, 子どものいる世帯は21.6%と半減していた(❷).

❶ 世帯構造別にみた世帯数の構成割合の年次推移

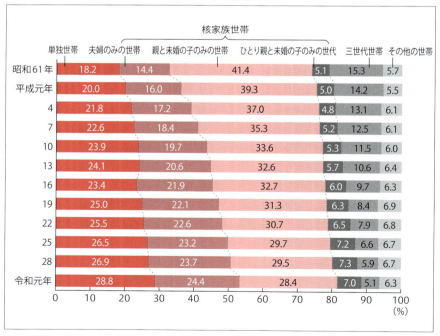

厚生労働省. 令和3年 国民生活基礎調査の概況(令和元年)の結果からグラフで見る世帯の概況.

❷ 児童有無の年次推移

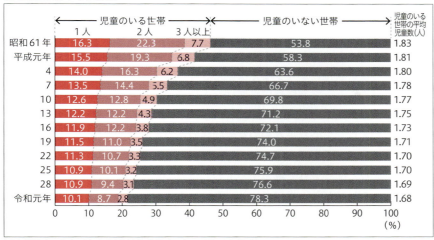

厚生労働省. 令和元年 国民生活基礎調査. (p.7 図6より作成)

❸ 子どものいる母の就労状況の年次推移

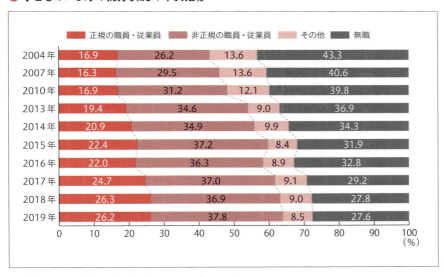

参考：厚生労働省. 令和元年 国民生活基礎調査の概況. 2019.

- かつては，子どもをめぐる状況は，近所のお友達と遊んだり，家族ぐるみで仲よく付き合ったり，地域のお祭りに家族そろって出かけることがあった．しかし今日では，少子高齢化を迎え，子どもの数より大人の数のほうが多い現状である．
- また，子どもを取り巻く環境は，この50年間の社会の変化に大きく影響を受けており，産業構造の変化に合わせて空き地は喪失し，道路はアスファルトの舗装になり，家の周りを遊び場としてきた環境は過去のものとなってきている．

- さらに，近隣との付き合いが疎遠となり，地域の人が子育てに参加する機会もなくなってきている．また，子どもが就学する年齢になると約7割の母親が働いている現状である(❸)．さらに，日中近隣の子どもと徒党を組んで遊ぶ姿が少なくなってきているので，年上の子が年下の子の面倒を見る機会も少子化と核家族化により少なくなってきている．
- 経済面で見ると，高度経済成長期には1億総中流化といわれたが，近年，「失われた10年」といわれるほど経済の低迷期があり，わが国ではすでに解決済みと考えられていた**子どもの貧困問題や所得格差の広がりが，新たな社会問題となってきている**．
- 時代が進むに従って外で遊ぶ子どもの数は減少してきているが，その要因としては，テレビゲームやパソコン，漫画，携帯電話等の普及により室内遊びが増えてきているためであり，その影響で走る，投げるなどの体力が低下してきている(子どもの運動遊びの占める割合は，ドイツ83％，日本37％である)．
- 一人遊びゲームなど室内遊びが増加し，子どもにとって携帯やインターネットは，当たり前の道具となっている．ゲーム等に夢中になり，バーチャルな世界にはまり込んでいる子を心配して親が取り上げると，その子にとっては当然そこにあるべきものがないという違和感を覚えることになり，親に対して反感を抱くのは必然である．
- 子どものおかれている状況が孤立していないか，現実の世界において，子どもが安心して存在できる対人関係があるかどうかを見極めることは重要である．そのためには，散歩や買い物など日常の親や友人などとのささいな触れ合いなどで，子ども自身が本当の自分の居場所をつくり出す機会を多くもつことがバーチャルな世界から抜け出すための1つの方法でもある．

> **失われた10年**
> 約10年間の長期に渡って国や地域の経済が低迷すること．わが国では1990年代前半から2000年代前半にかけてのバブル崩壊後の時期を指す．

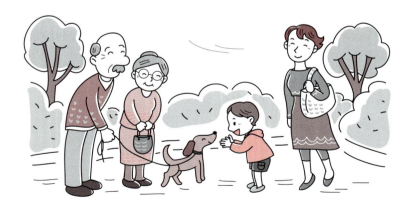

- これまでの子育てにおける父親の存在は「**2番目の親**」であり，「思春期にかかわる人」などととらえられ，「母親＝子育て」「父親＝仕事」という社会の通念的な考え方がある．

- しかし，父親の育児参加は，子どもに多様な価値観を与える機会となり，また，母親は育児負担の軽減となる．さらに，社会的にも父親は育児経験を積むことにより，仕事や家庭，地域とのよいかかわりができて，男女共同参画の推進となる．したがって父親には，子育てに不安を抱える母親の精神的サポート役や，母親に広い視野を示す役を担ってほしいものである．
- 地域社会も子育ての重要な機能である．「しつけ」は，従来「子どもは親だけでは育てられない，子どもは世間が育てるもの」と考えられてきた．近年の親たちは，育児書やインターネットなどの子育て情報に頼っているケースが多くなった．地域社会から孤立し，子育てが自分の思うようにいかない場合，親は不安やストレスを抱える．そこで，時には親も自分のやりたいことをし，満足を得て気持ちを安定させることが大切である（櫻谷，2004）．
- 保護者が心身共に健康を保ち，子どもとかかわっていくことができるようにレスパイトサービスは重要である．

【文献】
櫻谷眞理子．今日の子育て不安・子育て支援を考える：乳幼児を養育中の母親への育児意識調査を通じて．立命館人間科学研究 7；75-86．2004．

➡「3章 障がい児保育の実際 3-2 発達を促す生活や遊びの環境 ③親との連携と支援」

子どもの心情・意欲・態度を育てる

①心情

- 感覚器官を使った直接体験は，子どもの知的好奇心が揺さぶられ，心が動く（不思議，驚き，好奇心，憧れなど）．
- 豊かな心の基となるのは，感情，知性，知識，意思の働きがある．幼児期は外界からの刺激を深く感じ取る働きである感覚的能力を養う重要な時期でもある．感性は周囲との環境（人，物，自然など）によって育まれていき，物事を見極めたり価値観を育てたりする（❹）．

❹ 心情を育てる

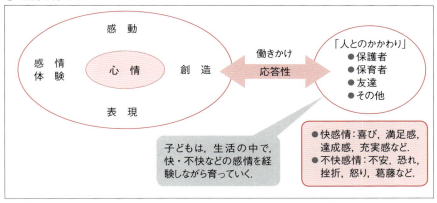

②意欲

- 遊びは「生き生きとやってみたい自発的な活動」である．
- 子どものやってみたい，試してみたい，知りたいという気持ちから遊びなどの活動につながる．子どもが主体的におもしろがって遊ぶとき，脳は活発に働いている．

- 生後10か月あたりからイメージ(認知機能の発達)がつくられ，何かの形で再現する遊び「いないいないばあっ！」などを好むようになる．保護者などの慣れ親しんだ人の顔が「ばぁ」という言葉とともに現れることにより，おもしろがって喜び，もっとしてほしいという表情や態度をとるようになる．
- 1歳半頃になると「いやいや」を連発し，自分の考えが出て自我が育つ時期である．そのとき，大人は反抗的な態度にイライラせず，子どもの気持ちを受け止め，失敗しても励まし，すぐ手を出さず，ちょっとした足場かけをするなどのゆとりが大切となる．
- 子どもに「どうしてそうなるのか」「どうしたらよいか」「どうなっているんだろうね」など質問し，考えさせるようにするのも1つの方法である．

> **足場かけ**
> 状況を整理，確認して，解決に向けての見通しがもてるようにすること．このとき，子どもの思いや意思確認を大切にする．

③態度

- 習慣づくことは，子どもの活動に取り組む姿勢として定着していく．
- 子どもは，自分なりの感性や感覚でとらえた「規則性」を見つけようとして，身近な環境に積極的にかかわろうとする．たとえば，親が保育者に「こんにちは」とあいさつをすると，保育者が笑顔で「こんにちは」と返答したのを見て，子どもも自ら保育者に「こんにちは」とあいさつをするようになる．

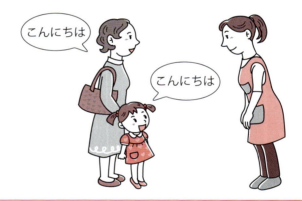

2 障がいのある子どもをもつ保護者への支援

- 多くの親は「わが子は，五体満足で健やかに成長していってほしい…」と願うものである．したがって，子どもの発達に困難を抱えているかもしれないと知ったときの保護者の不安やショックは計り知れない．しかし，大切なことは「適切な支援があれば，子どもの困難を減らし，豊かな才能を引き出せる」という親や保育者の視点である．
- 子育て中の多くの親は不安や悩みを抱えており，これは障がい児をもつ親も変わりがない．乳幼児期に障がい告知を受けた親は短期間しか経過しておらず，障がい受容の一歩を踏み出したばかりであることも考慮する．
- 保護者の抱く不安や心配を取り除くために，保育者は，保護者の置かれた状

況を把握し，保護者を理解し一緒に子どもを支えていく視点をもつことが特に重要である．

- 子どもに幅広く（生活，養護，教育など）かかわる保護者は，子どもにとって大切な存在である．したがって，保育者は保護者と共に子どもの発達を支援するという共通理念のもとに保護者との協力や連携は欠かせない．
- そのため，保育者と保護者との信頼関係の構築は保護者支援の要であり，保護者とのよい関係は子どもにも伝わり，子どもと保育者との関係にも影響を与える．
- 伊藤は，稲浪，小椋，ロジャーズ（Catherine Rodgers），西の研究から，障がいのある子どもの親のストレスは一般的な子育てストレスに加えて，障がい受容，周囲からの理解のなさ，特別な支援を受けることの難しさなど，多くの背景があると推察している（伊藤，2006）（稲浪ら，1994）．

【文献】
伊藤由美．母親のストレスへの支援に対する現状と課題 —養育と就労の関係から—．障害乳幼児を抱えて就労している保護者に対する地域の特色を生かした教育的サポート．平成15年度-17年度 科学技術研究費補助金（基礎研究（C）一般）研究成果報告書（2006）：1-7.

【文献】
稲浪正充，小椋たみ子，Catherine, Rodgers, 西 信高．障害児を育てる親のストレスについて．特殊教育学研究；32(2)：11-21．1994.

3 親にかかわるための基本的な姿勢

- 保護者を理解する視点として，次のことがあげられる．
  - ▶ 保護者自身のこと：年齢，性別，健康状態，家族からのサポート状況，障がい受容の程度，自分の時間の有無，交友関係，就労の有無，社会的立場，育児姿勢，精神的安定など．
  - ▶ 障がい児のこと：年齢，性別，障がい状態，ADL（日常生活動作：食事や排せつなど），人との関係，遊び，興味など．
  - ▶ 家族関係：家族（配偶者，兄弟，祖父母や親戚など）の理解．
  - ▶ 地域社会との関係：療育や相談機関，医療機関，近隣交流，子ども同士の交流．

4 親との具体的なかかわり方

- 保育所，幼稚園，児童発達支援センターなど，集団で生活する場（以下「園」と略）に障がいをもった子どもを受け入れる場合，事前に子どもの特徴や保護者の要望や家庭での育児方針を把握することが非常に重要となる．
- 併せて，園での保育方針も事前に保護者に伝え，両者の信頼関係を基に良好な連携・協力関係をつくることが，子どもの発達の援助につながっていく．
- 家族の思いを知る機会として，以前は障がい児を抱えた親同士の交流の場としてのクラス懇談を実施していたが，時間に制限があり，懇談当日は母親の「現状報告」に終始し，思いや悩みを全体で共有したり，意見交換をすることは難しかった．
- そこで，短時間でも一人ひとりの保護者の思いや悩みを共有できる場づくりとして，従来のクラス懇談のやり方を見直し実践したので紹介する．

クラス懇談の開催（実践例）

ねらい：①保護者の思いや悩みを聞くことにより，育児の先を見通す機会となる．
②保護者同士の交流の輪を広げることでお互いを理解し励みとなる．
③保育，福祉，教育，医療などの情報交換の場とする．
対　象：障がい児（1〜3歳）の保護者
方　法：①事前に親の思いや悩みをアンケート（無記名）で把握し，それをもとに討議する．
②クラス懇談は年に一度，1グループ6〜7人の少人数にし，5グループで実施．
③グループの進行役は育児経験が長い保護者が担い，保育士は必要な補足説明や発言が少ない母親をフォローする役割を担った．
④「アンケート」内容は今後の保育に活かしたいので，保護者の子育てにかかわる共通項目を入れた．

クラス懇談　アンケート内容

1. 保育に参加していて「もっとこうだったらいいのになぁ…」「こんなことが楽しいなぁ」「これはどうしてかなぁ」などと思うことはありますか？

2. 他のお母さんたちの様子を見たり聞いたりしたことで，「なるほどなぁ」「こういうとき，どうしているのかなぁ」などと思うことは何ですか？

3. 普段，お子さんとどのように過ごされていますか？（たとえば，遊ぶとき・食事のとき・おむつ替えのとき・お風呂のとき・目覚めたとき・休日の過ごし方・夕食後の過ごし方など）

4. お母さんやおばあちゃんから聞いたり，自分で気づいたことで，子育てで大切にしていることは何ですか？

5. 子育てをしていて大変に感じることや困っていること，わからないことなどがありますか？（たとえば，お出かけをするとき・お子さんと遊ぶとき・食事のときなど）

6. お母さんはどんなことでストレスを感じますか？（たとえば，自分の時間がない・育児や家事に協力してくれる人がいないなど）

7. これからどのような「場」に参加していきたいですか？（たとえば，来年度のこと・通園のこと・幼稚園のこと・学校のことなど）

①実施に当たっての考慮点
- 保育者は，クラス懇談開始前に，アンケート項目の確認をしてもらい，アンケートの結果を全員に配布する旨の同意を得てから実施した．保護者の中には，現在の心境でアンケートに答えられないと書いた親もおり，保育者はその思いを受け止め，懇談の場に参加することのみの合意を得た．

アンケートで出された主な内容

◎おでかけしたとき，備え付けのおむつ台が小さくておむつ替えができないときに，どうしているのか教えてほしい．
◎家で少しでも多くリハビリさせなければと思い，無理をしてよく疲れてしまいます．
◎家で遊んであげる時間や，やることを決めていたりしますか？
◎まだ立てない子どもの手洗い，洗顔，トイレなどどうしているのでしょうか？
◎トイレトレーニングは，どうしているのか気になります．
◎子どもが大きくなり，一人では移動が困難なとき，どんな支援を受けていますか？
◎兄弟(姉妹)やお友達とのかかわり合いの中で，うまく一緒に遊べない(自分も同じことをしたいのにできない．自分がしたいことが伝わらない)ときなど，かんしゃくを起こしたり，泣いたりしたときにどうしているのでしょうか．
◎ごはんは，立って食べるので困っている．
◎食べることが大好きなのに自分で食べてくれません．食べる意思はすごく伝えてきます(笑)．
◎座って食べられる方法や，スプーンやフォークを使える方法を教えてほしい．
◎障がいのない子どもに会うと「なぜこの子寝ているの？」など，違いがわからないので聞かれて困ります．
◎歯磨きを嫌がり上手にできないので，歯医者にも行けない．
◎自分の時間がなく，毎日，子どもと主人に合わせる生活なので，ストレスがたまる．家事が終わると遅くなり，毎日，子どもがけいれんを起こし，眠りから起こされるので，日々，寝た気がしません．主人は，自分のことだけなので育児や家事は協力してくれません．「大変なんだ」と話してもわかり合えないので，最近は言うことにも疲れました．余計なエネルギーを消費するので……一人になりたいです．
◎子どもがイライラすると，歯ぎしりをしたり，唇を嚙むなどするので，やめさせるのが大変です．
◎自分の体調が悪いとき，子どもを見てくれる人がいないので大変です．
◎3人きょうだいなので，それぞれに手をかけてみてあげたいのですが，どうしても障がいのある下の子が優先になってしまい，上の子どもたちにさみしい思いをさせてるかなと感じています．
◎周囲の人から心ないことを言われたとき，どうしてますか？
◎すごくいろいろなことが不安になることがあります(考えすぎるほど……)．他のお母さんはそんなことありませんか！？

- アンケートからは重要な子育てのヒントや母親の素直な思いがたくさん伝わってきた．個々の質問に対し，他の保護者から「私はこんなふうにしている」「こんな方法は？」など，実際に自分がしている子育ての方法や提案があったり，また，「気持ちがよくわかる．私も同じ」などの共感した意見や励ましがあった．

②実施結果
- 保育士は，討議の助言や意見を項目ごとにまとめ，参加者の同意を得たうえで，実施結果を保護者全員に配布した．

> **保護者からの反応**
> ◎どんなコメントが集まるのかが楽しみだった．
> ◎他の人のいろいろな思いや考えがわかりました．自分だけが大変なわけじゃないと思うと気が楽になる反面，子どもに対して手抜きしている自分に反省した．
> ◎うちは，まだ体も小さいので，あまり負担を感じたことがないけれど，これからのこと，今後，起こるであろう苦労を知ることができました．
> ◎同じ悩みをもっている人たちがいると知って，心強かった．
> ◎自分だけが悩んでるわけではないというのがわかり，気持ちが楽になりました．
> ◎親同士，助け合う機会になってよかったです．

③グループ懇談のまとめ（評価）
- 保護者たちは率直に意見を出し合い，素直に自分の胸の内を明かしながらよい雰囲気の中で思いっきり笑ったり，泣いたりする姿が見られた．
- クラス懇談後の保護者は，他の子どもにも関心をもつようになり，積極的に声を掛けたり，抱っこしたり，子どもの変化に気づき伝え合う姿が多く見られるようになった．
- 保育者にとっては今まで聞けていなかった母親の率直な声を聞くことができたので，より具体的な援助ができる機会となった（❺）．

❺ グループ懇談後の親や保育士の変化

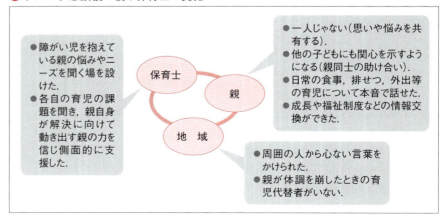

> **演習　周囲の人から心ないことを言われたとき**
>
> アンケートの中で「周囲の人から心ないことを言われたとき，どうしていますか？」と，一人のお母さんから他のお母さんに，投げかけの質問がありました．考えてみよう！
>
> 例1：斜視の子どもを見て，地域の子どもが「お母さん，あの子の目が変だよ」と言った．
>
> 例2：脳性まひでバギー型車椅子に乗っている5歳児を見て「どうして歩かないの？」と言った．
>
> 皆さんが考える「心ないこと」とは，どんな場面のどのようなことだと想像しますか？　当事者になって考え，どう答えたらよいか考えてみよう．

園だより（お便り）の発行

- 家庭との情報交換を行うために活用していた連絡帳に，ある日，保護者からの「保育で遊んでいる視覚遊び，触感覚遊び，揺れる（ハンモック）遊びなどの刺激がどう子どもに影響するのか，知りたい」という記載があり，その意見をきっかけに月に1回程度，主に「遊び」を中心にしたお便りを配布した．
- 内容は，普段の保育で設定している「遊びの要素」を中心に，留意する点や家庭での遊びの工夫などを A4 判用紙 1〜2 枚にまとめ発行した．
- 「お便り」を見ることで，母親たちは子どもの遊ぶ様子をよく観察し，働きかけるようになった．
- 子どもの様子から園での遊びの様子がわかり，保護者は園での指導を熱心に聞くようになった．

> **遊びに関するお便り**
>
> 園だよりで実際に伝えた遊びに関するお便りには，以下の内容があった．
> ①感覚遊び
> ②朝の会
> ③感触遊び
> ④見る・聞く遊び
> ⑤親子遊び
> ⑥プール遊び

4章 保護者や自治体・関係機関との連携

「感覚遊び」のお便りの一部抜粋

「感覚遊び」って？

- 私たちは，さまざまな感覚をもっています．視る（視覚），聴く（聴覚），嗅ぐ（嗅覚），味わう（味覚），触れる（触覚）など，いわゆる五感といわれているものです．その他にも，揺れや重力を感じる感覚や，動いたり力を入れたときに感じる感覚，温かさや冷たさを感じる感覚，おなかがゴロゴロするときなどに感じる感覚……など，たくさんの感覚をもっています．

　　　　　　　　　～中略～

- 乳幼児期は，五感の基礎が形成される大切な時期といわれています．遊びを通して学び，成長していくお子さんたちにとって，「たくさんの感覚を使いながら遊ぶことはとても大切」なことです．

▶「気持ちがよい」「楽しい」「おもしろい」ことは，脳が要求し，記憶していく．このときのお子さんの脳は，最も適切に働いているといわれている．

▶保育に参加しているお子さんのもっている障がいは，一人ひとり違う．それと同じく，遊びの中での感じ方も一人ひとり違う．お子さんの嬉しいことや苦手なこと，不思議なことなどに共感しながら，お子さんが感じていることを，お母さんは表情と言葉と態度で代弁してあげてほしい．お母さんも一緒に楽しみながら，お子さんの好きなことをたくさん増やしていこう．

「クッキング（ホットケーキづくり）」のお便りの一部抜粋

たくさんの感覚を使って楽しめる

- 視　覚：材料が変化する様子（粉→水を加えてドロドロ→焼いて形になるという変化），盛り付けや彩り，道具，食器の素材や形，配置などを見る．
- 聴　覚：「トントン・グツグツ・ジュー」のように，煮る，焼くなどの臨場感を感じるリアルな音，器具のぶつかり合う音を聞く．
- 嗅　覚：煮炊きの際に出る，食欲をそそる匂い，素材そのものがもつ特有の香りを嗅ぐ．
- 味　覚：素材や調味料の味見をしたり，食欲が満たされる．
- 触　覚：「サラサラ・ベタベタ・ドロドロ・フカフカ」など，材料の属性や温度（温かい，冷たい）を感じたり，自分自身で楽しみながら洗う，切る，混ぜる，焼くなどを経験することで，「できた！」という達成感を味わう．そして食べることに期待をしたり，「今まで食べられなかったものを食べてみようかな…」という気持ちになることも期待できる．

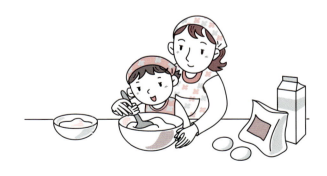

▶自分がつくったものを「じょうずにできたね」「おいしいね」とお母さんや周囲の大人からほめられたり，喜ばれることは，お子さんの喜びや自信につながる．

「お家での過ごし方」のお便りの一部抜粋

ごはんのときは……

- 果物，パンなどの匂い，肌触り，輪郭，ふちどりを触りながら名前を知らせたり，オレンジやバナナなど，皮をむいていない物とむいた物の違いを手触りで感じさせ，名前や触ったときの感じ，香りなども知らせてあげる．
- 塩，砂糖，ジャム，クリーム，カスタードなど，お子さんが好きな物の中に指を入れて，「甘いね」「しょっぱいね〜」と味見しながらなめさせてみる．

※温かい食べ物や冷たい食べ物，ふわふわしたパン等，たくさん触れながら味わい，楽しい食事時間にしてください．

お風呂場で……

- 風呂の中で，チャップチャップ水面をたたいて遊ばせる．
- ザラザラのタオルと滑らかなタオル，乾いたタオルと濡れたタオルの違いを知らせる．
- "重い物は沈み軽い物は浮く"ということや，水道の温かいお湯，冷たい水を交互に触ってみる．
- シャンプーのボトルを一緒に押してみる．
- タオル，スポンジ，ブラシなどいろいろな素材で体を洗ったり，シャワーの強さを変化させることで強い刺激になったり，心地よい刺激になったりします．

※お風呂では滑りやすいので，しっかり抱っこをし，滑り止めマットなどを使い危険のないようにしてください．

- お子さんが嫌いではないことから，スタート．
- 毎日できなくても，全部しなくてもOK!
- お子さんのペースを大切に，ゆっくりそしてじっくりと．
- お子さんに合わせてアレンジして．

- 1年間「お便り」配布を実施したのち,保護者からは下記のようなコメントが多く寄せられた.

> **保護者の声**
> ◎遊びで感じられることや,遊び方,五感で感じる大切さなど知らなかったことばかりでした.
> ◎何も考えずにしている遊びの中にさまざまな意味があり,遊びの中から学んで自然と身につくことがたくさんあるということがわかりました.
> ◎「お便り」は,特にお父さんに読むように勧めていました.子どもに何が必要か,なぜそれが必要なのか,論理的に教えてもらいためになりました.
> ◎それぞれの遊びについての意味や,家でもできる遊びを知ることができてよかったです.
> ◎なるほど…と思いながら,毎回読んでいました.
> ◎障がいをもった子どもの特性に配慮した情報であり,参考になった.
> ◎遊びについての説明や生活,健康面での注意事項,お母さんのアンケート結果など,細かく書いてあるので,勉強になるし,共感ができたり….子育てのバイブルです.ファイルしているので,これからも大切にし,ときどき読み直したいです.

障がい児保育で保育士に求められるもの

　たとえば,障がいのない子は,あやすとよく笑ったり,相手をしてほしくて泣いたり,ハイハイをしたり,歩いたりということができてくる.個人差はあれ,その時期が来ると自然にでき,次の段階にスムーズに進んでいく.母親も「だいたいこの時期になったら,こんなことができるようになる」という見通しをもちながら,子どもの笑顔や発語など,日々新たな成長を発見することで,子どもから子育てのパワーをもらう.やがて,子どもは1歳半頃から「自分で,自分で」と強く自己主張し,徐々に自立に向かって成長していく.

　しかし,障がいをもった子は,障がいの程度と個人差はあるが,表情がとぼしかったり,いつまでたってもミルク以外の物を嫌がったり,身の回りのことなどで母親の手を必要とする期間が長い.母親は,育児に対しての見通しがもてず,「終わりがないのではないか?」と苛立ったり,不安になったり,落ち込んだりすることが多い.

　したがって,==保育士は「子どもの育つ力」と「母親の育てる力」を引き出し,子どもを多面的にとらえる知識と豊かな感性をもつことが求められる==.

5 親の障がい受容の過程に対する保育者の理解

- 保護者の理解を深めるために，障がい受容の程度を把握することは重要である．三木は，障がい受容の状態を知る1つとして次のような「ふっきれ感」を挙げている（三木，1998）．
  ▶ 親が障がいのあるわが子と楽しく遊ぶことができているか．
  ▶ 子どもを人前に連れ出しているか．
  ▶ 他人や親戚に子どもの障がいについて話しているか．
  ▶ 障がい児をもたない友人たちと平気で付き合っているか．
  ▶ 障がい児のために活動に加わっているか．
  ▶ この子が確実に成長していると感じているか．

- 子どもに障がいがあると診断されることは，親にさまざまな感情を引き起こしており，保護者の心理的状況を的確に把握しながらかかわることが重要である．
- したがって保育者は，保護者の抱いている思いは想像以上であることを踏まえて，保護者の思いに寄り添い真摯に向き合うことが大切である．
- 新人保育者や新卒保育者は，保護者対応の連携に苦手意識を抱くことがある．新卒保育者の場合，保護者は自分より年上であることが多く，送迎の挨拶時にも緊張感がある．加えて，話す内容が子どもの発達で日頃気になっていることがある場合，保護者に対し「こう言って，誤解され気を悪くされないだろうか」など，どう切り出してよいか迷うことがある．
- 保育所は，集団生活の場であり，保育士も時には子どもの集団生活に対する不適応を感じることがある．しかし，まだ，どこの専門機関にも行っていない場合，どう保護者に伝え，子どもの発達を支援するか考えていかなければならない（❻）．

【文献】
三木陽子．障害児をもつ母親の「ふっきれ感」ソーシャルサポートによる考察．性格心理学研究；6(2)：150-151，1998．

> **？考えてみよう！**
>
> 発達障がい等の診断を受けていない子どもの保護者に，子どもの気になることをどう伝えたらよいか考えてみよう！
>
> ヒント：保護者との対応のポイント（p.182）を参照．

❻ 保育所における障がい児保育の状況

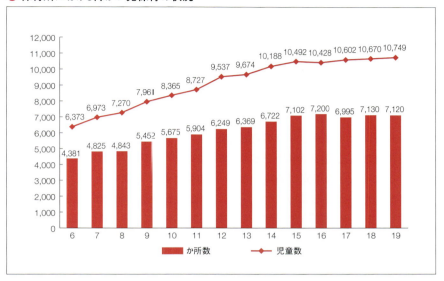

厚生労働省保育課調べ．2019．

- 保護者からの申し出はないものの，保育所側が「気になる子」として認識している子どもが在籍していると回答があった保育所は約4割を占めていた（みずほ情報総研，2017）．

【文献】
みずほ情報総研．保育所における障害児保育に関する研究報告書．2017．

> **事例**
>
> **発達障がいが疑われる子どもの保護者との面談**
>
> Bちゃん(4歳，男児)は，園では保育士の指示が入りにくく，いつも集団行動から外れていた．今日もBちゃんは保育室から抜け出し園庭の砂場や遊具の周りをウロウロしていた．その都度，担任保育士は保育室に連れ戻していた．ある日，担任保育士は迎えに来たお母さんに園での様子を伝えながら，保健センターの相談や専門機関の受診について丁寧に説明した．
>
> すると，お母さんは「うちの子は障がい児ではありません．ただ，早生まれで，ほかの子より少し発達が遅いだけです．落ち着きがないのは父親譲りです．お父さんも，小さい頃落ち着きがなく勉強が苦手だったそうですが，今はちゃんと仕事をしています．ですから，特別扱いはしないでみんなと同じようにしてください．家では，まったく問題ないのですから」と，顔を赤くして興奮した表情で話した．

▶保護者との対応のポイント

- 保護者から子どもの生活面，運動面，言葉，行動特性などこれまでの発達に関する過程や現在の状況を聞く．
- 親は子どもがどのように育ってほしいか，いろいろな願いや期待を抱いているので，訴えをじっくり聞き，要求していることを具体的に理解する．
- 子どもの発達に対する考え方や園への希望などをじっくり聞き，思いを共有する．
- 園と家庭における子どもの不適応行動について，その気づきを共有する．
- 保護者はたとえ生活の中で子どもに関する困り事があっても，専門機関に相談するには大きな不安がある．というのは，「何ともないかもしれない」「何か言われたらどうしよう」という肯定的感情と否定的感情が入り混じって，アンビバレンスな感情が交錯している状態が多いことも理解する．
- 保育者には，そのような保護者の感情を丁寧に受容，共感しながら子育てに対する自信が失われないように配慮した働きかけが求められる．
- 保護者は子どもの将来に対し大きな不安を抱えている．そのため，子どもを少しでも自立させたいという願いをもつが，子どもの成長がゆっくりであるために成果がわかりにくく，焦りが募ることが多い．そこで==保育者は，子どもの日々の変化から目標につながる行動や様子が見られたら，保護者に日々伝えていくことが大切である==．
- 子どもの発達を支えるために，園と家庭と専門機関との連携などのサポート体制を保護者と共に形成していく．
- 保護者は，障がい児を抱えた保護者同士のつながりを必要とするが，一般児の保護者とのつながりも地域のサポート体制の構築のために重要である．
- 保育者間の連携や協働（カンファレンス，コンサルテーション，スーパービジョン）は，子どもの発達を継続支援するうえで欠かせない．
- ハーグリーブス（Andy Hargreaves）は，同僚教師間の関係性について「家族的なまとまりのある雰囲気が醸成されているものの，決してぬるま湯的なものでなく，教師相互の開放性・信頼性に支えられた相互依存的で改善志向的な協働を志向するものが協働文化である」と，専門職（保育士，教員等）の協働について述べている（ハーグリーブス，2015）．
- 保育者に求められることは，具体的には次のとおりである．
  - ▶保育について日常的に話し合う．
  - ▶保育計画，保育教材の開発保育方法の展開を共同で行う．
  - ▶同僚の保育を観察する．
  - ▶新しいアイディアや実践方法について，同僚間で相互に教え合う．

スーパービジョン
上司や先輩から助言や指導を受けること．

【文献】
ハーグリーブス・アンディ著．木村優，篠原岳司，秋田喜代美監訳．知識社会の学校と教師 不安定な時代における教育．東京：金子書房；2015．

4-2 地域の専門職や機関との連携
（障がい児施設・保育所・小学校など）

> **学習のねらい**
> 1. 障がい児や保護者と関係する職種や機関について学ぶ．
> 2. 専門機関の特徴を把握し，連携・調整時の配慮点を考える．

1 地域の専門機関との連携

- 障がいをもつ子どもの場合，多くはさまざまな専門機関で治療や相談，療育，指導を受けている．どのような専門機関がかかわるかは，子どもの障がいの種類や程度，年齢，親や子どものニーズによっても異なる．
- それぞれの専門機関は子どもの発達に欠かせないもので，専門機関の相互の連携が重要となる．各機関が連携して支援することは重要であるが，実際には，各機関の自主性に任せたままとなり，うまく連携できていないことがある．そのため，保護者がどこに相談に行ったらよいかわからなかったり，相談に行っても「うちの所管ではない．対応できない」などと関係機関をたらい回しにされたりすることがある．
- 障がいのある子どもやその保護者が抱えるさまざまなニーズや困りごとに対して適切な相談・支援を行っていくためには，多分野・多職種による総合的な評価と，**多様な支援が一体的かつ継続的に用意されていなければならない**（❼）．

❼ 関係機関との連携

```
【母子保健等】                    【学校や放課後等デイサービス事業等】
●こんにちは赤ちゃん事業          ●教育委員会
●養育支援事業                    ●特別支援学校，小学校
●乳幼児健康診査                  ●児童発達支援事業所
●児童委員，主任児童委員等

                    ┌─────────┐
                    │ 障がい児 │
                    │  保護者  │
                    └─────────┘

【医療機関・専門機関等】          【保育所・幼稚園・認定こども園等】
●主治医                          ●子育て支援（子育て支援センター等）
●訪問看護ステーション            ●保育所等訪問支援
●児童相談所                      ●巡回訪問専門員
●発達障害者支援センター          ●障がい児等療育支援事業
●療育機関
```

> **専門機関と連携する際の留意点**
>
> ▶ 各機関が連携の必要性を理解していても，現状は，多忙な業務に追われ連携・調整活動は必要最低限度に留まることが多く，職場の上司や同僚等の組織の理解が必要なことと，時間の確保等の創意と努力が求められる．
>
> ▶ 子どもに適切な支援を実施するには，日常生活の状況や留意事項，相互の支援内容や個別支援計画など情報の共有化を図らなければならないために連携や調整が求められる．また，そのことは保護者の了解を得て行うことが重要である．
>
> ▶ 各関係機関の特徴や内容を把握しておく．
>
> ▶ 指導計画は，必ずしも予定どおりに行かず，状況に合った見直しや修正が求められる．変更があった場合は，一貫した継続支援が受けられるように関係機関とその都度調整を図る必要がある．
>
> ▶ キーパーソンとなる調整機関を事前に確認しておくことが円滑な連携・調整を図るための鍵となる．障がい児や家族が抱える課題の解決に向けて力を合わせ，互いに役割を果たしながら既存のサービスを最大限に活用する．

2 障がい児保育に関する特別支援学校・小学校等の連携

- わが国は，2001（平成13）年に「特別支援教育の在り方に関する調査研究協力者会議」を設け「特殊教育」という言葉を2007（平成19）年に「**特別支援教育**」に改め，教育の対象である障がいの規定は，それまでの知的障がい，肢体不自由，弱視，難聴，言語障がい，情緒障がい，病弱だけではなく，特別な教育ニーズ（発達障がいなど）をもつすべての子どもたちに拡充した（❽）．

> **特別支援教育の目的**
>
> ▶「障害のある幼児児童生徒の自立や社会参加に向けた主体的な取組を支援する視点に立ち，幼児児童生徒一人一人の教育ニーズを把握し，その持てる力を高め，生活や学習上の困難を改善又は克服するため，適切な指導及び必要な支援を行うもの」とされ，すべての学校において，障がいのある子どもたちの支援を充実させていくこととなった．

文部科学省．特別支援教育について．

- 子どもが小学校に就学するということは，人生の大きな節目であり，親子にとってうれしい出来事である．もし，本人や保護者が就学に際し不安や迷いがある場合，市町村教育委員会の就学相談を受けることができる．

就学相談

子どもの発達や障がいが気になる場合や，子どもの就学先を相談，検討したい場合は，保護者が自ら就学相談を教育委員会などに申し込む必要がある．

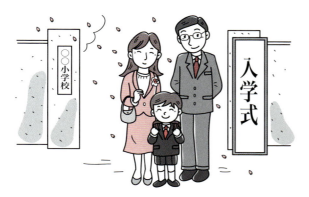

❽ 障がいを抱える子どもが入学する小学校の種類

小学校の通常学級	● 40人以下の同学年の学級．在籍する障がい児の状態に応じて介助員や支援員が加配されることがある．
小学校の通常学級に在籍し通教指導教室に通う	● 通常学級に在籍し，障がいの程度に応じて時間数の規定はあるが弾力的である．
小学校に併設されている特別支援学級	● 知的障がい，肢体不自由などに該当し，比較的軽度なものを対象とする．1クラス8名以下の児童数，異年齢で構成し，障がい特性に応じた個別指導を行う．
特別支援学校	● 盲，聾，知的障がい，肢体不自由，病弱児を対象とし，障がい程度が重く生活面での支援を要する．1クラス6名以下で，重複障がいの場合は3名以下となる．

- 学校教育法の改正で，すべての幼稚園と学校において，障がいのある子どもの支援を充実するために各関係機関とネットワークを形成することが重要となる（❾）．

❾ 特別支援教育のネットワーク

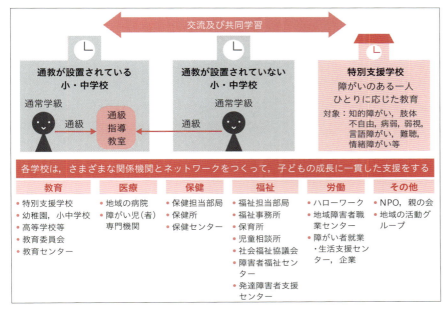

4章 保護者や自治体・関係機関との連携

> **教育支援委員会とは**
>
> 教育支援委員会は，自治体によって就学支援または就学指導委員会というように名称が違うことがある．構成メンバーは通常，医師，福祉関係者，学識経験者，学校関係者，教育委員会担当者で構成され，適正な就学先の選定に関し指導，助言する．

- 特別支援教育の理念として「共生社会の実現」があり，特別支援教育コーディネーターと呼ばれる教員が福祉機関との連絡・調整を行ったり，保護者からの相談を受けている．
- 就学相談を経て，教育支援委員会に相談した場合，就学先について話し合いがされる．
- 就学相談では，時に保護者と専門家の意見が食い違うことがある．というのは，保護者は「たとえ，障がいがあっても同年齢の子どもたちの間で活動することによって，社会性が身につくし，近隣の子どもと交流できる」という思いをもっているが，一方，専門家の「小集団で個別の支援を受けたほうが生活力を伸ばす」という意見とぶつかり合いが起こることがある．
- 就学相談では保護者の思いと専門家とのこうした食い違いを解消するため，近年，小学校，特別支援学校では，学校見学や体験入学を積極的に受け入れて，そこで保護者の相談なども行っている．
- 遊びを中心とした幼児期の教育と教科等の学習を中心とする小学校教育では，教育内容や指導方法が異なっているが，保育所や幼稚園等から義務教育段階へと子どもの発達や学びは連続しており，幼児期の教育と小学校教育とは円滑に接続することが求められる．
- 各設置者が異なる複数の機関と小学校のスムーズな連携を図るためには，保育担当部局，教育委員会，私立学校担当部局等が連携できるように，地方公共団体としての支援が求められる．
- 地方公共団体の支援策として，保育所や幼稚園等と小学校等の関係者による連絡（連携）協議会の設置，合同研修の開催など，人事交流の機会をもつことは重要である．

演習 ADHDの児童とのかかわりについて考えてみよう

Aちゃんの事例を通して，どんなかかわりがよいか，どんな関係機関と連携，調整する必要があるか考えてみよう！

例：Aちゃん（3歳男児）は，2歳7か月のときに乳幼児健診から児童相談所に紹介され，ADHDと診断されていた．保育所でも友達と一緒に遊ぶことはなく，高いところに上がったり，園庭を走り回ったり，1つの遊びに集中せず友達の遊具を取り上げたり，順番が待てないことでトラブルを起こすことがたびたびあった．Aちゃんは週に1回，児童発達支援センターに通所している．

対応のヒント：ADHDについては「2章2-3 脳の発達と障がい」を調べておこう．体を使った遊び（鬼ごっこや追いかけっこ）などを多く取り入れ，相手の動きも意識しながら他者とのコミュニケーション能力を高めていく．トラブルのときは，相手にも納得いく説明をするとともに，本人には場面に合った言葉がけをする．

関係機関：保育所，児童発達支援センター，児童相談所，子育て支援センター，保健センター，福祉事務所，児童委員，主任児童委員，障がい児の親の会，小学校など．

3 関係機関と協働するための支援プランの課題の共有化

- 障がいを抱えた子どもたちの多くは，保育所や幼稚園の配慮により安定して過ごしていることが多いが，小学校に入学すると教室内外での集団行動が多くなる．
- 子どもにとって学校は学習が中心となり，そのため一定時間着席していなくてはならない．また，環境も生活や遊ぶ環境から学ぶ環境へと大きく変わり，障がい児は細かな生活上でのルールが理解できず，不適応行動を起こし問題児扱いされることもあることから，**大人には，子どもが理解できる方法で伝える努力が求められる**．
- 親にとっても保育所，通所施設等は，毎日，保育士や職員と話すなどコミュニケーションをとる機会が頻繁にあったが，小学校は懇談，面接，行事など，用事がない限り担任とあまり頻回なやりとりは見られないので，子どもにとっても親にとっても就学前は戸惑いや不安がある．
- 保育所や幼稚園等から小学校への段差を解消する試みとして，2009（平成21）年に文部科学省と厚生労働省が共同で作成した「**保育所や幼稚園等と小学校における連携事例集**」が出されている．
- 事例集によると連携，調整しているところは，地方公共団体の支援を得ながら子ども同士の交流，教員の相互理解を中心として連携を図っており，お互いを知るところから始まっていた（❿）．

❿ 子どもの育ちと学びのスムーズな連携に向けて

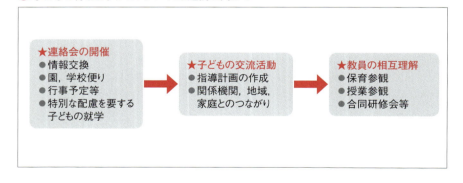

❹ 各関係機関の連携

- 関係機関と情報を共有するための方法として，記録（「**サポートブック**」等）がある．
- サポートブックにこれまでの育ちの歩みや医療情報，療育情報，福祉情報等が記録として整理されていると，継続した支援を受けるためのツールとなる．
- 障がいがあると，障がいの特性を中心にとらえる傾向があるが，障がいがあっても個々に生活や家族関係も違うので，子どもが生活するうえで困っていることや困っていることが起きた場合の対応法など，生活の視点でノート等を作成することが大切である．
- サポートブックの活用は，子どもが抱えている課題を職場で共有する際に役立てたり，他の機関との連携，調整に役立てたり，本人や家族にとっても発達の様子を客観的に把握したり，目標を確認して今後の方向性を考えるうえでの参考資料となる．

▶【例：サポートブック（仮称「育ちの歩み」）】
フェイスシート Ⅰ

★　　年　　月　　日　記入
★　　年　　月　　日　修正

			男・女	生年月日	平成　　年　　月　　日
名前					
住所・電話番号	〒				
	自宅			携帯	
家族構成	名前	続柄	生年月日	備考	
医療	医療機関名	担当医	所在地・電話番号		
	現在，利用している機関名．		〒		
			〒		
			〒		
支援機関	支援機関名	担当者	所在地・電話番号		
	現在，利用している通園施設や療育機関等．		〒		
			〒		
			〒		

▶フェイスシートⅡ

生育歴	出産時の様子や子育てで気になった点（運動，言語，対人関係等）を，母子手帳等を参考に記入．また，乳幼児健診の様子なども記入する．
医療情報	●診断名：有「　　　　　　　　　　」・無 ●診断された年齢　　　歳　　か月 ●服薬：有（　　　　　　　　）・無 ●特記事項（日常生活における医師の指示）
福祉情報の有無	●手帳：有（　　　　　　　　　）無　　　申請中 ●受給されているサービス（　　　　　　　　　　　　）
今までに罹った大きな病気	●例：水ぼうそう（　　　歳　　　か月）
発達歴	●運動（例：首の座り　　か月，一人歩き　　歳　か月） ●言葉・コミュニケーション（例：有意語　　歳，指さし　　歳） ●対人関係（例：人見知り　　か月，友達に関心を示す　　　歳） ●好きなこと・興味（例：車や数字に強い関心　　歳　　か月）
本人の状況	●言語理解面 　（例：指さししたところを見る．「ちょうだい」と言うと渡してくれるなど） ●要求表現や拒否表現 ●家族，友達とのかかわり ●本人の興味，関心のあること ●本人の得意なこと
本人のニーズ	●例：現在，困っていることや「こうしたい」と思っていること等． 　（外で迷子になっても平気でいる．思いどおりにならないとかみつく．）
家族のニーズ	●例：「こうなってほしい」と思っていること，困っていること等． 　（多動．道路を渡るときは手をつないでほしい．）
配慮事項	●例：聴覚過敏があり，工事現場の音や救急車の音などが急に聞こえると非常におびえ，パニックになることがある．離れた落ち着いた環境にいると次第に収まる． ●例：食事のときに誤嚥することがあるので，トロミがあると飲み込みやすいなど．

- サポートブックは日々の子どもの変化などと連動し，気づいたら記録として残し，発達を周りの人と共有する．
- それぞれの機関から集まった情報は就学を考える際の参考になったり，小学校との接続に役立つが，情報の取り扱いは守秘義務があることから，事前に保護者の了解を得る．

5　地域の障がい児保育にかかわるサービス

- 相談業務における支援計画のポイントの1つに社会資源の活用がある．保育者が他の専門職及び関係機関と協働，連携するに当たり，社会資源を理解していなければ活用することは難しい．社会資源には，**フォーマル（公的）な社会資源**と**インフォーマル（私的）な社会資源**がある．

> 「フォーマル（公的）な社会資源」と「インフォーマル（私的）な社会資源」
>
> 「フォーマル（公的）な社会資源」とは，法制度の範囲内で提供されるサービスや支援のこと．一方，「インフォーマル（私的）な社会資源」とは，親族，友人，ボランティアなどによる援助のこと．

- 2012(平成24)年の**児童福祉法の改正で，障がい種別に分かれていた施設は通所支援及び入所支援に一元化**され(⓫)，通所サービスの実施主体は市町村となり，障害者総合支援法の居宅サービスと通所サービスの一体的な提供が可能となった．

⓫ 障がい児を支援する施設

市町村	都道府県
障がい児通所支援	障がい児入所支援
● 児童発達支援(児童発達支援センター，児童発達支援事業) ● 医療型児童発達支援 ● 放課後等デイサービス ● 保育所等訪問支援	● 福祉型障がい児入所施設 ● 医療型障がい児入所施設

児童発達支援

- **児童発達支援センター**に，未就学の障がい児に対し日常生活の基本動作，知識の提供，集団生活への適応訓練などを行う通所利用障がい児への療育や家族に対する支援を実施している．また，地域支援として**保育所等訪問支援**や相談支援(障がい児支援利用計画の作成等)を実施している(概ね人口10万人に1か所)．
- **児童発達支援事業**は，通所利用の障がい児への療育指導や家族に対する支援を行う(中学校区を基準に最低1か所以上)．

放課後等デイサービス(利用定員10人以上)

- 学校通学中の障がい児に対して，放課後や夏休み等の長期休暇中において生活能力向上のための訓練を継続し自立を促すとともに，放課後の居場所づくりとする．

短期入所

- 介護を行う者の疾病，その他の理由により，障がい児を障がい児支援施設，児童福祉施設等に短期間入所させ，入浴，排せつ及び食事等の必要な支援を実施する．

保育所等訪問支援とは

集団生活を営む施設に通う障がい児に対する支援と訪問先のスタッフに対する支援を行う．
訪問先は保育所，幼稚園，認定子ども園，小学校，特別支援学校である．訪問支援員は，障がい児施設で指導経験のある児童指導員や保育士で，専門的な支援が必要な場合は専門職が対応する．

>
> **演習　あなたの地域の障がい児施設を調べてみよう**
>
> あなたの地域における，障がい児保育にかかわる関係機関，施設を調べて，連携していくための理解を深めよう！
>
> ヒント：通所施設，入所施設など．

● 推薦図書
- 芦澤清音．子育てと健康シリーズ(30) 発達障がい児の保育とインクルージョン ―個別支援から共に育つ保育へ―．東京：大月書店；2011．
- 武田鉄郎．発達障害の子どもの「できる」を増やす提案・交渉型アプローチ．東京：学研プラス；2017．

● 引用・参考文献
- 伊藤由美．母親のストレスへの支援に対する現状と課題 ―養育と就労の関係から―．障害乳幼児を抱えて就労している保護者に対する地域の特色を生かした教育的サポート．平成15年度–17年度 科学技術研究費補助金(基礎研究(C)一般)研究成果報告書(2006)：1–7．
- 稲浪正充, 小椋たみ子, Catherine, Rodgers, 西 信高．障害児を育てる親のストレスについて．特殊教育学研究；32(2)：11–21．1994．
- 三木陽子．障害児をもつ母親の「ふっきれ感」ソーシャルサポートによる考察．性格心理学研究；6(2)：150–151．1998．
- 厚生労働省．令和元年度 国民生活基礎調査の概況．
- ハーグリーブス・アンディ著．木村優, 篠原岳司, 秋田喜代美監訳．知識社会の学校と教師 不安定な時代における教育．東京：金子書房；2015．
- 文部科学省, 厚生労働省．保育所や幼稚園等小学校における連携事例集(平成21年3月)．2009．
  http://www.mhlw.go.jp/houdou/2009/03/dl/h0319-1a.pdf
- 厚生労働省 保育課調べ．保育所における障がい児の増加．2019．
  https://www.mhlw.go.jp/shingi/2008/10/dl/s1006-7e_0003.pdf
- みずほ情報総研．保育所における障害児保育に関する研究報告書．2017．
- 内閣府．障害者白書．2020．
  https://www.masahiro-ishida.com/post-10630/

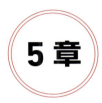

障がい児・その他の特別な配慮を要する子どもの保育にかかわる現状と課題

- 近年，児童発達支援を受ける幼児や特別支援教育を受ける学童が増加している．さらに，虐待を受けている子どもや障がいとそれらの課題を併せもっている多様で複雑な背景がある子どもの発達支援が保育に求められている．

- 2002（平成14）年度から保育士養成課程に，「共生社会」を目指すノーマライゼーションの理念が障がい施策に入り，「障害児保育」がそれまでの選択履修科目から必修科目になった．2006（平成18）年の国連の「障害者権利条約」の採択を受けて，2011（平成23）年に「障害者基本法」の抜本改正や2012（平成24）年に障がい児の入所，通所施設の大幅な再編がなされ，2014（平成26）年，わが国も「障害者権利条約」を批准し，保育や教育にインクルージョン（包括的な統合保育）の考えが強く求められるようになってきた．現在，国際的な大きな流れにのって，ここまで障がい児保育や教育は推進してきたが，課題はまだ山積しており，本章では保健・福祉・医療の現状や課題について触れている．これらの課題を念頭に置きながら今後のあり方を考える．

- 障がい児保育の専門性を高めるために，園内研修や事例検討会，コンサルテーション（他の専門職種の相談，助言），保育所等訪問支援・巡回相談等を取り入れながら，保育の質を高めることが必要になってくる．

- 保育士は，保護者の抱えている悩みに気づくことができ，子どもの発達に関する悩みを聞くことや話す機会を通じて，子育ての安心や自信につなげることができる．さらに，保育士は，障がいをもった子どもが保育所を卒園し，小学校へ移行するときに途切れのない発達支援につなぐ役割も担っている．本章では，つなぐ支援についても掲載している．

5-1 障がいに対する理念の変化

> **学習のねらい**
> 1. 障がい児（者）に対する理念の変化を知り，自己決定について考える．
> 2. 障がい児，その他の特別な配慮を要する子どもの保育の現状と今後の課題について考える．

1 意思決定の考え方

- これまで，障がいをもつ人には「訓練」をして能力の回復を図り，その結果，ボタンかけができるようになったり，電動車椅子で移動できるようになれば，より「自立」した生活ができるようになるのではないかと考えられてきた．しかし，障がい児（者）の中には，人工呼吸器を使用しチューブで流動食を取る重度の人もいる．こういう人たちも含めて「自立」について改めて見てみると，**「できないことができるようになる」といった考え方だけで自立を考えることが難しくなってきた**．現在では，障がいを抱えた児（者）は「やりたいことを自分で決め，実行すること」を「自立した状態」とし，そのためにはどのような支援が必要なのかということが重要になっている．

- 障がい児（者）への支援のあり方は，とかく「何かをしてあげる」ということではなく，「本人がしたいこと」を，支援者は**自己決定**をする手助けをする役割であることを自覚することが大切である．

- 自己決定とは，ケースワークの**バイステックの7原則**の1つであり，**自分の意思と判断によって選択，決定することは，すべての人に認められている「欲求」と「権利」である**．

- ノーマライゼーションの理念の普及により，障がい者の自己決定の尊重に基づく支援は誰もが求めるところであるが，自己決定が困難な障がい者に対する支援の枠組みについては，これまで明確ではなかった．

- 2017（平成29）年3月に，厚生労働省から障がい福祉サービスの利用に当たっての**意思決定支援ガイドライン**が出された．

- たとえば，言語表現が不十分な幼児は，ある程度の言語理解はできていても適切に言葉で表現することが難しいことがある．その場合，保育者は子どもの表情や動きから感じ取る観察力や，何を必要としているのか相手の気持ちを考える洞察力や推理力を働かせることが大切である．

バイステックの7原則

米国のケースワーカー，フェリックス・P・バイステックにより提唱された，ケースワークの7原則のこと．
①個別化
②意図的な感情表出
③統制された情緒的関与
④非審判的態度
⑤受容
⑥自己決定
⑦秘密の保持

意思決定支援の基本的原則
（意思決定支援ガイドラインより）

▶本人の自己決定にとって必要な情報の説明は，本人が理解できるよう工夫して行う．

▶支援者の価値観においては不合理だと思われる決定でも，他者の権利を侵害しないのであれば，その選択を尊重するよう努める姿勢が求められる．
　例：（1）疾病による食事制限があるのに制限されている物が食べたいという場合．
　　　（2）生活費がなくなるのもかまわず，大きな買い物をしたいという場合．
　　　（3）一人で外出することは困難と思われるが，一人で出たいという場合．
（1）に対しては，疾病に影響がない量や種類について工夫する，（2）に対しては，お金を積み立ててから買い物をするよう説明，（3）に対しては，外出の練習をして，さらに危険が予知される場合には離れて見守るなどの工夫が必要．

▶本人の自己決定や意思確認が困難な場合は，本人をよく知る関係者が集まって，これまでのさまざまな情報を把握し根拠を明確にしながら本人の意思及び選好を推定する．

 演習　障がい者にとって街中はどのように見えているのだろうか

環境因子の「物的環境」において，あなたの身近な地域で障がい児（者）に考慮されている点について話し合ってみよう！

ヒント：交通機関，道路，レストラン，トイレなど．

2 障がい者福祉施策の動向

障がい児(者)を取り巻く福祉制度の変化

- わが国の国家による本格的な障がい者施策は，戦後から始まった．戦前においては一般的な窮民対策として1874(明治7)年の「恤救規則」の中で，障がい者は救貧の対象であった．また，精神障がい者に対しては「路上の狂癲人の取り扱いに関する行政警察規則」に表れているように，取り締まりの対象でしかなかった．

- ところが敗戦を機にGHQの指示で，日本国憲法に福祉が位置づけられた．その結果，生活保護法(1946〈昭和21〉年)，児童福祉法(1947〈昭和22〉年)，身体障害者福祉法(1949〈昭和24〉年)が施行され，さらに，福祉事業を民間が行う受け皿として社会福祉事業法(1951〈昭和26〉年)が制定された．

- 戦後，各法律の制定に併せて学校教育法(1947〈昭和22〉年)が制定され，従来は教育の対象とされていなかった障がい児に対して，特殊教育として教育の機会が与えられた．

- 1960(昭和35)年代は，高度経済成長を背景に，障がい者の一般就労への促進を図る目的で身体障害者雇用促進法が制定された．一方，ノーマライゼーションの思想や脱施設化へ向かう世界の動向とは相反し，わが国は障がい種別の入所施策を進展させた．

- さらに，ライシャワー事件を契機に，世界に類を見ないほどに精神病床が増床された．

- 1970年代は，高度経済成長の時代は終わり，経済成長の減速，停滞の時代に入った．この頃に心身障害者対策基本法が制定され，身体障がい者福祉施策の総合的な推進が図られた．

- 1975年には障害者の権利宣言が国連で採択され，ノーマライゼーションやリハビリテーション，自立生活運動といった海外の思想や理念と実践などが紹介された．

- 1980年代に入って日本の障がい者施策に影響を与えたのは「完全参加と平等」をテーマにした国際障害者年(1981〈昭和56〉年)や国連・障害者の十年(1983〜1992年)であった．それによって，施設入所中心の施策に地域福祉が加味されてきた．

- その頃，精神障がい分野では，宇都宮病院事件(1983〈昭和58〉年)が発覚し，入院患者の不審死から，わが国における精神障がい者の人権と処遇が問題となり，国際社会の圧力を契機に精神衛生法が精神保健法(1987〈昭和62〉年)に改正となった．

ライシャワー事件

1964(昭和39)年3月，精神科の治療歴がある19歳の少年が，米国駐日大使エドウィン・O・ライシャワーの右大腿部を刺し，重傷を負わせた．精神障がい者に対する国民のまなざしに大きな影響を与えた事件である．

宇都宮病院事件

1983(昭和58)年，栃木県宇都宮市の宇都宮病院(精神科病院)に入院していた患者2名が，看護職員等の暴行によって死亡した事件のこと．

- 子どもの健やかな成長と主体性をうたった**子どもの権利条約**(児童の権利に関する条約)は，1989(平成元)年に第 44 回国連総会において採択され，わが国は 1994(平成 6)年に批准した．
- 1993(平成 5)年，心身障害者対策基本法が**障害者基本法**に改正され，身体障がい，知的障がい，精神障がいの三障がいの統一が図られた．さらに，精神障がい者の自立と社会参加の促進を取り入れて，精神保健法は**精神保健福祉法**(1995〈平成 7〉年)に改定された．
- 2005(平成 17)年に**発達障害者支援法**が施行され，障がいの定義や国の責務について明記された．
- 2006(平成 18)年には，「**高齢者，障害者等の移動等の円滑化の促進に関する法律**」(**バリアフリー新法**)が制定された．
- 2003(平成 15)年に措置制度から利用者がサービスを選択できる支援費制度が施行され，サービス利用者が増え，制度は 3 年で財政破綻となり，2005(平成 17)年に**障害者自立支援法**が成立した．しかし，同法の福祉サービス利用料は応益負担であり，重度障がい児(者)や低所得者の自己負担額が多くなるという課題があり，2013(平成 25)年，**障害者総合支援法**に改正され，福祉サービスの利用料は応能負担となった．
- 2006(平成 18)年，**障害者権利条約**が国連で採択された．これを受けて日本は 2011(平成 23)年に障害者基本法の改正が行われた．
- 2007(平成 19)年，学校教育法が改正され，従来の盲・聾・養護学校が特別支援学校に 1 本化されるなど，**特別支援教育**が開始された．
- 2010(平成 22)年，発達障がいが障がいに含まれるものであることを障害者自立支援法，児童福祉法において明確化し，翌年に手帳，年金等の福祉サービスが位置づけられた．
- 2014(平成 26)年，**障害者総合支援法**の障がい支援区分認定の認定調査項目に，発達障がいの特性に関する項目が追加され，2 年後の 2016(平成 28)年に**改正発達障害者支援法**が成立した．
- 2016(平成 28)年に障害者差別解消法が施行された．同年，児童福祉法の改正で**居宅訪問型児童発達支援**が創設され，重度の外出困難な障がい児の自宅を訪問し発達支援を行うこととなった．
- 2021(令和 3)年，医療の進歩に伴い医療的ケア児(恒常的に医療的ケア〈人工呼吸器による呼吸管理，喀痰の吸引，その他の医療行為を必要とする児〉)が増加し，「医療的ケア児及びその家族に対する支援に関する法律」〈略：**医療的ケア児支援法**〉が制定された．

障害者権利条約とは

障がい者の人権や基本的自由の享有を確保し，障がい者の固有の尊厳の尊重を促進するため，障がい者の権利を実現するための措置等を規定している．これを受けて，日本では障害者基本法が改正され「障害者総合支援法」，「障害者差別解消法」，「障害者雇用促進法」等の法整備が行われた（内閣府，障害者白書）．

保育認定（2号・3号）

保育を必要とする3歳以上は2号認定、3歳未満は3号認定となる．なお、教育を必要とする3歳以上は1号認定となる．

> **子ども・子育て支援制度における障がい児への配慮**
>
> ▶「保育認定（2号・3号）を受ける子ども」については、市町村が利用を調整する．このプロセスの中で市町村が計画に基づいて受け入れ可能な施設に委託、または斡旋することが基本である（障がい児については「優先利用」の仕組みの対象）．
>
> ▶教育標準時間認定を受ける子ども（1号）については、保護者または施設からの要請に応じ計画に基づいて、受け入れ可能な施設を斡旋することができる．

演習　障がい者福祉施策の歴史について

わが国の障がい者福祉施策は、どのような影響（国際的、国内的）があってつくられてきたか調べてみよう！

ヒント：障がい者の権利宣言、子どもの権利条約．

5-2 保健・医療における現状と課題

> **学習のねらい**
> 1. 重症心身障がい児の保健や医療の現状や課題を知る．
> 2. 障がい児の課題に向けて保健や医療の今後のあり方を考える．

1 地域とのコミュニケーション

- 子どもの障がいの気づきは，医療機関や保健センター等の健診であったり，保育所や幼稚園，小学校などの集団生活であったり，また家族からの気づきであったりする．いずれの場合も早期発見・早期療育は子どもの発達支援として重要であるが，医療と保健・福祉現場との継続支援の仕組みは不十分であり，家族が情報収集に奔走することが多い．
- 近年，児童発達支援センターが多数の関係者をつなぎ，個々の障がい児のライフスタイルに対応した相談支援に当たることが求められている．
- 2012（平成24）年の障害児施設体系の改変により，事業の根拠法が児童福祉法に一本化され，障害児通所支援の実施主体は市町村となった．これにより，今後，障がいの種別に関係なく，障がい特性に応じた専門的な支援を受けて，地域で安心した生活が送られる体制が整備できることに期待が寄せられている．
- 多数の関係者をつなぎ，個々の障がい児の支援をライフステージに沿って進めるに当たり，中心となるのが，児童発達支援センターの相談支援である．相談支援専門員は，保護者の「気づき」の段階から家族を含めたトータルな支援，関係者をつなぐことによる継続的・総合的なつなぎの支援を行い，また，それらの支援を通じて子育てしやすい支援体制のイメージ図が厚生労働省の報告書で出された（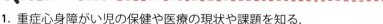）．
- 障がい児支援の方向イメージ図は示されたが，母子保健と福祉現場，医療現場と学校教育との連携は，まだ模索の部分が多く，現場は試行錯誤の段階である．今後に向けて，発達障がい児に対するいじめの問題や登校拒否等の<u>二次障がい</u>についても支援体制を考えていかなければならない．

❶ 児童発達支援センターを中核とした支援体制の方向性（イメージ図）

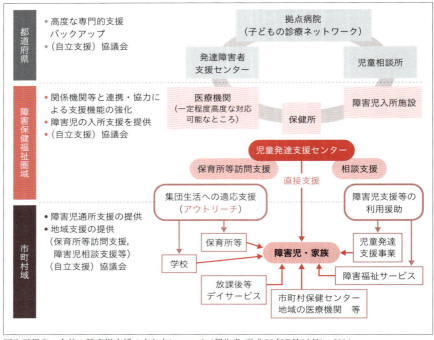

厚生労働省．今後の障害児支援の在り方について（報告書 平成26年7月16日），2014．

2 重症心身障がい児・医療的ケア児の課題

- 医療技術の進歩を背景に，NICU等に長期間入院した後，引き続き人工呼吸器等を使用し，痰の吸引や経管栄養などの医療的ケアが必要な重症心身障がい児が増加している．
- このため，地域においては必要な支援を円滑に行うことができるように，福祉と医療の知識をもってコーディネートできる者（ケアマネジャー等）の配置が求められている．
- 2018（平成30）年，在宅で医療的ケア児の全国総数は19,712人，過去10年で2倍に増加し，人工呼吸器を必要とする子どもは，4,178人で，過去10年で2倍以上の増加であった．特に0〜4歳までの増加が顕著であった（厚生労働省，2018）．
- 在宅で人工呼吸器をつけている児の外来通院は厳しい状況で，現在，施策で推進しようとしている訪問診療は小児や障がい児は極めて限られたものであり，大都市でも一部でしか実施できていない現状がある．
- 介護も家族支援が97％を占めており，そのほとんどは母親が担っている．家族以外の主な支援者としてはヘルパーであるが，利用率は1割程度である．母親は重症心身障がい児にかかりきりで，他のきょうだいにかかわる余

【文献】
厚生労働省．科学研究費補助金障害者政策総合研究事業．2018．

裕がないのが現状である．今後，超重症心身障がい児の受け入れ施設の拡充や小児在宅医療と小児訪問看護ステーションの拡大等の医療的ケアを継続支援できる条件整備は急務である．
- 現在の保育所では，医療的ケアの必要な重症心身障がい児の受け入れは難しい．また，障がい児対象の通所型施設では母親同伴での通所を求められることが多く，長時間の預かりはしていない．したがって母親はほぼ一日中在宅で子どものケアに当たる．その精神的・肉体的負担は非常に大きいものである．
- 保護者は子どものケアにつきっきりでなければならないため，就労が難しくなり，収入も一般児家庭（共稼ぎ）に比べて少ない．そこに医療費・療養費の負担も加わるため，経済的に厳しい状況がある．
- 今後，障がいや疾病により集団保育が難しい子どもに対し安全に長時間の保育を行うために，医療的ケアを行うための環境整備や専任看護師などの体制整備が必要である．
- 医療的ケア児等の特別配慮が必要な子どもが集団保育とどのようにつなぐのかについての検討が必要である．
- 障がいが身体的に明確であれば，医療機関や保健機関から診断名を伝えられる場合が多いが，発達障がいの場合，1歳半健診では顕著な行動が見えにくく，経過を見ていくことが多い．**保護者は，問題に気づいても，専門機関に受診するまで否定感情や肯定感情で揺れ動き，診断が確定しての障がい受容は難しいものである．**しかし，社会的支援や子どもの発達を促すための早期療育は重要である．保護者支援を連続的に支援するシステムが縦割り行政となっており，今後の「障害児支援の在り方に関する検討会」に期待するところである．

トピックス

子ども政策の新たな動き（こども家庭庁の創設）

近年，子どもを取り巻く，虐待，いじめ，不登校，子育て支援（核家族化，都市化，共稼ぎ世帯の増加，子どもの居場所，子どもの貧困など）の多くの課題に対し，国の施策は関係法の改正を図りながら対策を推進してきた．

しかし，各々の課題が深刻化・複合化してきており，単一分野の関わりだけでは解決が難しくなっている現状がある．そうしたなか，今後，各関係省庁・自治体・地域等を含めた連携強化の必要性と，子どものライフステージを見据えた包括的な支援が強く求められてきている．そこで，子どもを中心とした支援を総合的に行うために，新たに内閣府の外部局として「こども家庭庁」の創設の動きがある．

5-3 福祉・教育における現状と課題

> **学習のねらい**
> 1. 在宅療養にかかわる関係機関（児童発達支援センター・放課後等デイサービス）などの役割と福祉サービスについて学ぶ．
> 2. 保育所・幼稚園等から小学校への移行支援について学び，また，福祉・教育の課題や今後の方向性について考える．

- 1974（昭和49）年に**障害児保育事業**が開始され，全国で保育所における障がい児保育事業が施策化され始めた．また，同年**私立幼稚園特別支援教育費補助事業**を開始し，私立幼稚園における障がい児保育が施策化された．年々，高度医療の発展や発達障がい等の診断基準が明確化し，障がい児保育や特別支援教育の対象となる子どもは増加してきている．
- 一方，発達障がいの認定は受けていないが，保育士が「気になる子」としてかかわっている子どもに対して保育士の加配の補助金はないので人手不足となり，十分にかかわることが難しい状況である．
- さらに保育士が障がい児に対する支援を学ぶ機会として，**巡回指導**や**保育所等訪問支援事業**があるが，適宜ではないことから，今後必要時すぐに連携できる体制がシステム化できることが求められる．
- 近年，地域や家庭の育児力の低下と子どもの育ちの弱さが指摘されているが，子育て支援の一般施策と障がい児施策を併せて考えていく必要がある．
- 小学校との連携は4章の4-2にも触れているので，入学後の支援についてある小学校の取り組みで特別な支援を必要としている子どもの対応例を紹介する（❷）．

❷ 幼稚園・保育所と小学校間の移行支援

【高機能自閉症の疑い】
集団での行動がとれず，音に敏感でチャイムの音で耳をふさぐ．予定が変わるとパニックを起こす．

【中程度の知的な遅れ】
運動が苦手で転びやすい．先生の口頭での指示が入りにくい．忘れ物が多い．

【ADHDの疑い】
離席することが多く，気に入らないとすぐ手が出て友達とけんかになる．

【広汎性発達障がい】
日頃から視線が合わず，集団から抜けて自分の世界に入る．触覚過敏があり糊などを使う作業は嫌がる．

一人ひとりの特性に応じながら，学級編成を考えなければならないなぁ．

「校内委員会」でチームとして支援のあり方を考える

【校内委員会構成メンバー（例）】
校長・教頭・教務主任・生徒指導担当者・就学指導担当・特別支援教育コーディネーター・養護教諭・学年主任・学年担任・スクールカウンセラー・その他

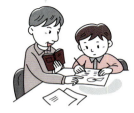
学年担任

入学前には，保護者との懇談があるので，保護者と本人のニーズも知っておくことが必要だなぁ．

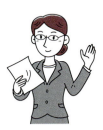
特別支援教育コーディネーター

広汎性発達障がいの子どもには感覚過敏な面をもっている子もいます．子どもが落ち着ける環境を整える必要がありますね！
幼少時の発達経過など，保育所や療育機関等と連携をとっておくといいですね．

子どもの実態把握

1 保育所等訪問支援が必要な理由

- **保育所等訪問支援**は，児童福祉法（昭和22年法律第164号）第6条2の2第5項に位置づけられた第2種社会福祉事業で，2012（平成24）年の児童福祉法改正で創設された新しいサービスである．児童発達支援や放課後等デイサービスと同じ「障害児通所支援」の一類型である．
- 障がいのある子どもの発達支援は，これまで施設または事業所という特別な場所において，通所または入所という形で提供されていた．
- しかし，身近な地域の保育所や学校等で，障がい児が保育や教育を受ける場合，次の理由で保育所等訪問支援が必要となった．

保育所等訪問支援が必要となった理由

- ▶ 障がい等の発達上の課題が保育所等の集団場面で気づかれることが多いこと．
- ▶ 障がい児の療育通所支援で身につけたことが保育所等の集団場面に一般化しにくく，不適応を起こすことも少なくないこと．
- ▶ 保育所等での集団適応のための別の支援が必要であること．
- ▶ 通所支援を終え，保育所等へ移行した後のフォローアップが不十分であること（フォローアップが制度上確保されていないこと）．
- ▶ 障がい特性の個別性からくる支援の困難さが保育所等の職員を疲弊させる一方で，保護者が保育所等に対してもどかしさを感じ，結果として保育所等と保護者の間にあつれきが生じてしまうことなどである．

- この事業は，児童発達支援センターなどの専門機関の訪問支援員が，障がい児が通っている保育所等に訪問して，子どもの集団生活の適応性を高めるための直接支援や，保育士や教員に専門知識の助言等の間接支援を目的として実施する．
- この事業は，一般の子ども子育て施策や教育の現場に入り込んで行う**アウトリーチ**型の発達支援であり，訪問先施設からではなく保護者からの依頼に基づく事業である．これは，障がい児保育の巡回指導や教育分野における専門家派遣などとは大きく異なる点であり，保護者の権利保障として提供される事業であると理解しておくことが重要なポイントとなっている．
- 利用に当たって申請するのは障がい児の保護者であり，保育所等に通所していて，集団生活に専門支援が必要な子どもである．保育所等訪問支援の対象となる子どもは，児童福祉法第4条第2項に定める「障害児」であり，①保育所等の施設に通い，②集団での生活や適応に専門的支援が必要である子どもである．なお，「障害児」の認定に当たっては，医学的診断や障害者手帳の有無は問わない．必ずしも申請時に集団不適応を起こしていなければいけないということはなく，特性等に応じた配慮がなければ不適応を起こす可能性

【文献】
厚生労働省．平成28年度障害者総合福祉推進事業 保育所等訪問支援の効果的な実施を図るための手引書．

アウトリーチ
英語で「手を伸ばす」という意味で，援助が必要であるにもかかわらず，自発的に申し出をしない人々に対して，公共機関などが積極的に働きかけて支援の実現をめざすこと．

❸ 保育所等訪問支援の訪問先

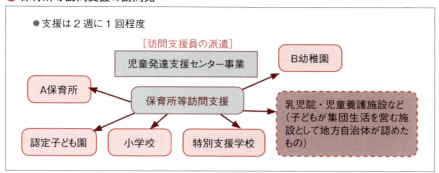

のある子ども（気になる子）も対象である．児童発達支援や放課後等デイサービスの通所支援を現在利用している子ども（いわゆる「並行通園児」）だけでなく，過去に通所支援を利用していた子どもや通所支援を利用したことのない子どもも対象となる（個別給付のために親の障がい受容が必要である）．
- 支援の効果としては，日常生活をしている保育現場で，専門家が療育を行うことは，障がいを抱えた子どもの適応性を高めるだけでなく，保育者が専門的な支援方法を間近に見て学ぶ機会となる．
- 個別の指導ならびに支援計画が立てられ，療育から保育への移行後の支援に継続性が保たれることとなる．
- 保育所等訪問支援は，これからの課題への対応として期待できるものであり，**インクルージョン推進**の潮流に乗った未来志向型の事業として期待されている（❸）．
- 近年，乳児院や児童養護施設の入所者に占める障がい児の割合が3割程度となっており，発達支援に関する専門的な支援が求められている．このため，保育所等訪問支援の対象を保育所や幼稚園，放課後等デイサービスのみではなく，乳児院や児童養護施設に入所している障がい児に拡大することとなった（社会保障審議会．障害部会報告書．2015）．

2 放課後等デイサービスとは

- **放課後等デイサービス**は，保育所等訪問支援と同様に2012（平成24）年に児童福祉法（法律第164号）に位置づけられた新たな支援である．この事業は，学校に通学中の障がい児に対して，放課後や夏休み等の長期休暇中において，生活能力向上のための訓練を継続的に提供することにより自立を促進するとともに，放課後等の居場所づくりの推進を目的としている．
- 対象児童は，学校教育法に規定する学校（幼稚園，大学を除く）小学校・中学校・高等学校に就学している障がい児である．

【文献】
厚生労働省．放課後等デイサービスガイドライン．2015．

5章 障がい児・その他の特別な配慮を要する子どもの保育にかかわる現状と課題

> **ペアレントトレーニング**
>
> 発達障がい児（者）の親が自分の子どもの行動を理解したり，発達障がいの特性を踏まえたほめ方や，叱り方を学ぶための支援．
> （厚生労働省．発達障害者施策の概要．https://www.mhlw.go.jp/bunya/shougaihoken/hattatsu/gaiyo.html）

- 放課後等デイサービスは，保護者が障がいのある子どもを育てることを社会的に支援する側面がある．
  ▸ 子育ての悩み等に対する相談を行うこと．
  ▸ 家庭内での養育等について<u>ペアレントトレーニング</u>等を活用しながら，子どもの育ちを支える力がつけられるように支援すること．
  ▸ 保護者の時間を保障するために，ケアを一時的に代行する支援を行うことは，保護者がゆとりや自信を回復し，子どもと向き合えるので，子どもの発達によい影響を及ぼすことが期待される（レスパイトケアとしての役目）．
- この事業は，子どもに必要な支援を行ううえで，学校との役割分担を明確にし，学校で作成される個別の教育支援計画等と放課後等デイサービスの計画は積極的に連携を図ることが求められている．
- 障がいのある子どもができるだけ地域や他の子どもから切り離されないよう，地域の学童クラブや児童館との交流を促すことは大切である．
- 子どもにとっては，一般の学童クラブ等と障がい児放課後等デイサービスのどちらの場にいても，成長，発達のための重要な生活の場であるべきであるが，交流や連携がとられていない現状がある．
- 日頃から地域の行事や活動に参加できる環境をつくるなど町内の自治会等の連携や調整は大切である．
- 保護者のニーズはさまざまで，提供される支援の内容は多種多様であり，支援の質の観点からも大きな開きがあるとの指摘がなされている．
- 今後，どのような障がい児支援を進めていくかの基本的視点についてわが国は『今後の障害児支援の在り方について（報告書）』（2014）の中で，2点の項目をあげている．1点目としてインクルージョンの推進と<u>合理的配慮</u>があり，2点目として，障がい児の地域社会への参加及び包容を子育て支援において推進するための後方支援として，専門機関としての専門的役割の発揮が重要であり「<u>障害者本人の最善の利益の保障</u>」と「<u>家族支援の重視</u>」をあげている．
- 保育現場で「気になる子」という表現は，今日かなり一般化してきている．しかし，その使われ方や概念は明確ではない．「気になる子」という言葉の中には「特別な配慮を必要とする子」や「発達に課題やつまずきのある子」と同じニュアンスで使われていることがある．溝口は，「気になる子」のつまずきの多くは，他者との相互交渉の問題に起因することを明らかにするとともに，「気になる子」の支援としては，クラス集団の遊びや生活を通して他児との関係性が成立する経験を促していく必要があると指摘している（溝口，2014）．
- こうした「気になる子」の社会性の育ちをどのようにとらえ，支援するかは保育上の1つの課題である．現在，保育現場では，発達障がいやその周辺に属する「気になる子」の増加に伴い，それらの児童の対応に保育者の困難さが増している．

> **合理的配慮**
>
> 合理的配慮とは，「障害者の権利に関する条約」において「障害者が他の者と平等にすべての人権及び基本的自由を享有し，又は行使することを確保するための必要かつ適当な変更及び調整であって，特定の場合において必要とされるものであり，かつ，均衡を失した又は過度の負担を課さないものをいう」と定義されている（文部科学省）．

【文献】
溝口綾子．「気になる子ども」のいる保育に関する研究：帝京こども教育研究会発表事例の考察．帝京短期大学紀要（18），67-72，2014．

- 今後の課題としては，新しい制度（例：保育所等訪問支援，放課後等デイサービスなど）を活用した障がい児保育の実践，保護者支援，虐待を受けている子どもの愛着障がいの理解と対応，インクルーシブな環境で，それぞれの特性を踏まえた保育の充実や支援の促進があげられている．
- 障がいのある子どもには，特別支援学校や小・中学校の特別支援学級，通級による指導といった多様な学びの場が提供されている．
- さらに，高等学校における特別支援教育推進のため，拠点校整備事業を2018（平成30）年度から開始することについて調査研究者会議で検討中である．
- 特別支援学校の教員は特別支援学校の教員免許状のほか，幼稚部・小学部・中学部・高等部の各部に相当する学校の教員免許状を有するものでなければならないと，教育職員免許法第3条3項で定められている．特別支援学校の教師の特別支援学校教諭等免許状の保有率は，全体で86.5％（2021〈令和3〉年5月1日現在）であり，全体として前年度と比べ1.6ポイント増加しているが，特別支援教育に関する教師の専門性の向上が一層求められている中で，専門の免許状等の保有率の向上は喫緊の課題となっている（令和3年度，文部科学省）．

➡「1章 障がい児保育の概要 1-2 障がい児保育の基本 ①障がい児をどうとらえるか」

演習　放課後の障がい児保育について

「学童クラブ」や「放課後子ども教室」「障がい児放課後等デイサービス」について，それぞれの違いを調べてみよう！

ヒント：対象要件，内容，費用負担等．

5-4 支援の場の広がりとつながり

> **学習のねらい**
> 1. ノーマライゼーション・インクルージョンの流れから障がい児（者）の合理的配慮について考える．
> 2. 切れ目のない支援をするためにはどうあったらよいか考える．

- 2006（平成18）年の障害者権利条約の国連での採択以後，障がい者差別禁止やインクルーシブ（社会的包容）な保育，教育の実現を求める国際的な大きな流れが起こってきている．
- 国際的な流れを受けて，わが国は2007（平成19）年の特別支援教育の開始，2011（平成23）年の障害者基本法の抜本改正，2012（平成24）年の児童福祉法の改正による施設体系の大幅改変，2013（平成25）年障害者差別解消法の制定などがある．2014（平成26）年からわが国でも障害者権利条約が批准され，ノーマライゼーション，インクルージョンが法的にも強く求められるようになった．
- 障がい児を抱えている保護者は重要な支援者の一人である．養育・教育現場でも，子どもの発達支援のために保護者との協働作業は重要である．しかし，親が養育・教育プログラムに参加し多くの役割を担うことを期待すると，親の負担感が増すこととなる．
- 子どもにとっては，専門家も保護者もその存在価値は重要であるが，専門家と保護者は役割が違うことを踏まえることは大切である．
- 専門家の役割は，親が親として積極的な育児へと向かえるように支援する（丁寧な子育て）ことが重要であり，それが結果的に親子の絆を強め，よい方向性に向かわせることになる．
- 障がいのある子どもを育児している家庭では，一般家庭に比べるとストレスは高い．**保護者自身の年齢，体力，障がい児に対する負い目のような感情や育て方に対する不安や焦りに対する情報を知ることは，保護者のストレスの背景を理解するうえで重要となる．**
- 特に母親は，自由になる時間や母親自身の交友関係，就労の有無など，母親自身が一社会人として生活しているかどうかなどの情報も必要である．
- 保護者は養育過程において，さまざまな困難を経験しストレスを抱えている．このようなストレスへの対処として社会的支援は重要である．
- 近年「気になる子」が増えており，各保育所や幼稚園等では日常的な保育の中，インクルーシブで適切な支援がこれまで以上に求められてきているが，対応や内容にかなりのばらつきがあるのが現状である．
- 今後，保育所や幼稚園・学校等に専門機関（職）から指導・助言が必要時すぐ受けられる支援体制が充実することが求められる．

気になる子

本書では，「気になる子」を，落ち着きがない，集団に入れない，友達と遊べない，興味の偏り，ぎこちなさなど，保育現場で特別な配慮が必要であると感じる子のことを指している．本田は，配慮すべき発達障がい特性はあるが「障がい」の状態ではない子どもたちがいると指摘し，障がいの有無で線引きするのではなく，障がい特性の濃淡で見るべきであると述べている．
（本田秀夫．自閉症スペクトラム10人に1人が抱える「生きづらさ」の正体．東京：SBクリエイティブ；2013．）

- また，医療，保健，福祉，教育，就労支援等の切れ目のない支援は重要であるが，各機関の十分な連携がとられていないのが現状である．特に在宅で家族が24時間体制でかかわっている重症心身障がい児や医療的ケア児は増加傾向にあるが，利用可能な社会資源（サービス・専門職等）は少ない．支援体制の整備強化のために，行政を含めた関係者の協議の場が早急に求められる．
- 重症心身障がい児は日常生活においてほぼ全介助が必要となり，きょうだいがいる場合はきょうだいの思いを受け止める場がない現状である．在宅支援で訪れる専門職はそのことも配慮して，母親ときょうだいの時間を確保できる支援体制が望まれる．
- 現在，障がい児医療，福祉，保健，教育にかかわる専門職や専門職種が支援のあり方を試行錯誤しながら実施しているが，今後，それぞれの専門性を活かした情報交換や研修の場が制度的に確保されると，一貫性のあるつながる支援体制が構築されると考える．さらに，障がい児のライフスタイルのつながる支援体制を考えるとき，それまでの情報共有のツールがあると人の連携（ネットワーク）もスムーズに進めることができて一体的な支援を提供できるのではないかと考える．
- 日頃から小学校区単位の身近な地域で，地域の支え合いの活動を推進することは大切である．そのための地域住民・当事者間組織の連携・調整については，地域の施設や地域生活支援センターなどが重要な役割を有している．
- 社会福祉協議会，民生児童委員，障がい児（者）相談員，ボランティア等の活動についても身近な地域ごとに行われるよう，その推進を図っていくことが必要である．
- 地域の行事など障がい児（者）が参加できるように企画の段階から一緒に考える機会があると，お互いの気づきや理解を深める場となり，「共生社会」の実践の一歩になるのではないかと考える．ひいては，災害時においても障がい児（者）の安全が確保できる体制づくりを地域住民と一緒に考えることにつながると考える．

◉ 推薦図書
- 福満美穂子．重症児ガール ママとピョンちゃんのきのう きょう あした．東京：ぶどう社；2015．
- 近藤直子，田倉さやか，日本福祉大学きょうだいの会著．障害のある人とそのきょうだいの物語．京都：クリエイツかもがわ；2015．

◉ 引用・参考文献
- 内閣府．平成29年版障害者白書．2017．
- 厚生労働省・障害児支援の在り方に関する検討会．今後の障害児支援の在り方について（報告書 平成26年7月16日）．2014．
- 文部科学省．特別支援教育の在り方に関する特別委員会報告案．2012．
- 溝口綾子．「気になる子ども」のいる保育に関する研究：帝京こども教育研究会発表事例の考察．帝京短期大学紀要(18)．67-72．2014．
- 札幌市私立保育園連盟調査研究部．平成25年度 特別配慮が必要な子どもの実態調査報告．2014．
- 文部科学省．令和3年度 特別支援教育教員の特別支援学校教諭免許状保有状況調査の結果．2021．
- 厚生労働省．科学研究室補助金障害者政策総合研究事業．2018．

● 障がい児保育　シラバス　例

科目名	障がい児保育	学年	学年	授業形態	演習
担当者		単位	2	選択・必修	
授業のねらいと概要	授業では障がいのとらえ方や障がいに対する基本的知識を学びます。また障がいの種類や特性を理解し援助について学びます。映像教材を使って事例に触れながら実践的に学びます。				
到達目標	①障がいに対する理念や障がいの種類や特性を理解している。 ②保育現場でできる配慮や環境の工夫などを理解している。				
準備学習 事後学習	授業では基本的な知識や技術を会得するが、障がいをもった子どもの理解と支援を深めるためには、関連する多くの情報に関心をもち主体的に授業内容の拡大と深化を図ることが必要である。したがって、学外においても積極的に障がい児に関心をもち授業と照らし合わせて考える。				
授業評価	授業態度　　％　　テスト　　％　　小レポート　　％				
授業計画	❶ ガイダンス・障がい保育の概要 ❷ 「障がい」の概念・障がい児保育の基本 ❸ 発達とは ❹ 脳の発達と障がい ❺ 障がい児の理解と保育における発達の援助 ❻ 感覚統合について ❼ 視覚・聴覚障がい・言語障がい児の理解と援助 ❽ 肢体不自由児の理解と援助 ❾ 知的障がい児の理解と援助 ❿ 発達障がい児の理解と援助 ⓫ 重症心身障がい児・医療ケア児の理解と援助 ⓬ 障がい児及び特別な配慮を要する子どもの保育の実際 ⓭ 指導計画及び個別の支援計画の作成 ⓮ 発達を促す生活や遊びの環境・子ども同士のかかわり合いと育ち合い ⓯ 保護者や自治体関係機関との連携、保健、医療、福祉の課題について				
教科書					
参考図書					
その他					

索引

太字は図表中の項目を含む

あ

アウトリーチ ... **200**, 204
アスペルガー症候群 ... 38
アセスメント(課題分析) ... 3, 41, 45
圧覚 ... 134
アドボカシー ... 5
アレルギー ... 55
アンジェルマン症候群 ... 161

い

育児支援 ... 152
意識的感覚 ... 46
意思決定支援ガイドライン ... 194
いじめ ... 42, 199
一時預かり事業 ... 100
意味理解力 ... 22
医療型児童発達支援 ... 94
医療型障害児入所施設 ... 94
医療的ケア児 ... 209
インクルージョン ... 11, 13, 206, 208

う

運動企画 ... 53, 85, 135

え

嚥下障がい ... 64
エンゼルプラン ... 9
延長保育事業 ... 100

お

応益負担 ... 10, 197
応能負担 ... 10, 197
黄斑変性症 ... 59
オノマトペ ... 86
温覚 ... 134

か

概日リズム ... 24
改正発達障害者支援法 ... 197

核黄疸 ... 34
学習障がい(LD) ... 9, 38, 41, 42
学校教育法 ... 7, 196
感音性難聴 ... 61
感覚 ... 23, 51, 84, 119, 177
　——遊び ... 130, 176
　——運動 ... 18, 89
　——過敏 ... 112, 134, 160
　——刺激 ... 89, 133, 137, 148
　——欲求 ... 90
感覚統合 ... 45, 51, **53**, 54, 63, 68, 90, 131
眼球運動 ... 83

き

期間指導計画 ... **108**
気管切開 ... **91**, 200
気になる子 ... 45, 83, 85, 105, 112, 122, 202, 205, 206, 208
基本的生活習慣 ... 54
基本的日常動作 ... 160
虐待 ... **121**, 122, 124, 125
　　イエローゾーン ... 122
　　グレーゾーン ... 122
　　レッドゾーン ... 122
嗅覚 ... 45, **52**, 78, 133, 147, 177
教育支援委員会 ... 186
教育標準時間認定 ... 198
教員免許 ... 207
協応動作 ... 68
共感的態度 ... 33
共生社会 ... 159, 186, 209
協調運動 ... 31
共同注視 ... 20
居宅介護 ... **94**
居宅型訪問指導 ... 201
ギラン・バレー症候群 ... 35
筋緊張低下 ... 73

く

クラス懇談 ... 171, 174

211

索引

け

ケアマネジャー	200
計画相談支援	**94**
継続障害児支援利用援助	**94**
携帯人工呼吸器	91
傾聴	33
ケースカンファレンス	106, 129
ケースワークの7原則	194
月間指導計画	**108**
言語社会適応能力	20
言語障がい	**37**, 161
言語聴覚士	161
言語聴覚療法	90
原始反射	35
見当識障がい	34

こ

高機能自閉症	9, **203**
口腔機能障がい	63
抗重力伸展	68
広汎性発達障がい（PDD）	38, 39, 40, 122, 124, **203**
アンバランスな感覚	39
抽象概念	40
類似概念	40, 44
高齢者，障害者等の移動等の円滑化の促進に関する法律	197
誤嚥	93
五感	24, 28, 32, 45, 46, 147, 176
呼吸機能障がい	63
呼吸窮迫症候群	36
刻印づけ	34
国際障害者年	8, 196
国際障害分類（ICIDH）	2
国際生活機能分類（ICF）	2, 3
国連・障害者の十年	196
心の理論	20
子育て支援	**99**, 202
子ども・子育て支援法	100, 201
骨形成不全	35
子どもの権利条約（児童の権利に関する条約）	6, 9, 71, 120, 149, 197
子どもの診療ネットワーク	200
個別計画	107, 109
個別支援	105
個別保育目標	116
固有感覚	45, 46, 48, 49, 51, **52**, 55, 78, 85, 86, 87, 90, 133, 134, 135, 140
混合保育	11
こんにちは赤ちゃん事業	153

さ

作業療法士	69, 83, 161
サッケード	83
作動記憶	42
三項関係	20

し

視覚	23, 45, **52**, 58, 58, 78, 80, 133, 138, 147, 177
視覚障がい	**37**, 58, 60, 63, 140, 141
色覚障がい	58
自己決定	194
自己肯定感	20
自己抑止力	122
肢体不自由	35, **37**, 63, 91
視聴覚教材	148
しつけ	169
失調性運動障がい	161
児童虐待の防止等に関する法律	125
指導計画	**99**, 100, 102, 107, **108**, 116, 184
児童憲章	7
児童権利条約	120
児童相談所	125
児童デイサービス	161
児童の権利に関する条約（子どもの権利条約）	6, 9, 71, 120, 149, 197
児童発達支援センター	69, 161, 191, 199, **200**, 202
児童福祉施設の設備及び運営に関する基準	98
児童福祉法	7, **11**, 125, 196, 199, 201, 204, 208
児童養護施設	**121**, 205
自閉症	39, 71, 106
社会情動発達	20
社会福祉協議会	209
社会福祉事業法	196
社会福祉法	9
弱視（ロービジョン）	59, 141
斜視	84, 175
視野障がい	58
就学相談	184, 186
週間指導計画	**108**
周産期医療	72
重症心身障がい児	91, **92**, 154, 199, 200, 209
修正年齢	117
集団保育	104, 158
重度障害者等包括支援	**94**
巡回指導	202
巡回相談	157
障害児支援の在り方に関する検討会	201
障害児支援利用援助	**94**
障がい児(者)相談員	209

障害児相談支援 … 94
障害児通所支援 … 11, 204
障がい児通所施設 … 191
障害児デイサービス事業 … 7
障害児入所支援 … 11
障がい児入所施設 … 191
障がい児福祉サービス … 11
障害児福祉手当 … 94
障害児保育事業 … 7, 202
障害者基本法 … 9, 197, 208
障害者権利条約 … 208
障害者差別解消法 … 197, 208
障害者自立支援法 … 9, 10, 11, 197
障害者総合支援法 … 10, 197
障害者の権利宣言 … 196
障害者の権利に関する条約 … 206
障がい者福祉施策 … 196
障害者本人の最善の利益の保障 … 206
障がい受容 … 59, 150, 170, 180, 201
　　段階説 … 150
　　慢性的悲哀説 … 151
　　螺旋形モデル … 151
小学校 … 10, 99, 185, 203
情動行動 … 26
常同行動 … 39
小児訪問看護ステーション … 201
触覚 … 45, 46, 49, 52, 55, 65, 78, 80, 84, 133, 134, 138, 140, 147, 152, 177
　　アタッチメント(愛着) … 49, 132
私立幼稚園特別支援教育費補助事業 … 202
新エンゼルプラン … 9
人工呼吸器 … 200
進行性筋ジストロフィー … 35
人工内耳 … 62
心身障害者対策基本法 … 196
新生児仮死 … 36
新生児集中治療管理室(NICU) … 91, 200
心臓疾患 … 117
身体障害者雇用促進法 … 196
身体障害者手帳 … 35, 63
身体障害者福祉法 … 196
新版K式発達検査 … 118
深部感覚 … 31
心理検査 … 35

す

随意運動 … 35
水頭症 … 35
髄膜炎 … 72

スキンシップ … 26
砂遊び … 126, 127, 128, 134
スヌーズレン … 147
スーパービジョン … 182

せ

生育歴 … 116
生活保護法 … 196
精神衛生法 … 196
精神疾患の分類と診断の手引き(DSM-5) … 39, 40
精神保健福祉法 … 197
精神保健法 … 196
世界保健機関 … 2
前庭感覚 … 45, 46, 48, 51, 52, 55, 85, 87, 90, 132, 133, 135, 137
先天性代謝異常 … 71
せん妄 … 34
全聾 … 61

そ

早産児 … 63
相談支援 … 199
ソーシャルスキルトレーニング … 90
粗大運動 … 46, 110

た

第2種社会福祉事業 … 204
体位交換 … 200
体性感覚 … 31, 55
多動性 … 40
田中ビネー知能検査 … 118
短期指導計画 … 108
短期入所 … 94, 191

ち

地域型保育事業 … 100
地域生活支援センター … 209
知的障がい … 70, 73, 75, 76, 91
知能検査 … 35, 118
知能指数(IQ) … 70
着脱動作 … 86
注意欠陥多動性障がい(ADHD) … 9, 38, 40, 106, 122, 187, 203
抽象概念 … 40
中枢神経 … 20, 42
聴覚 … 23, 37, 45, 58, 63, 78, 80, 84, 133, 138, 147, 177
　　——補償機器 … 62
長期指導計画 … 108
超重症心身障がい児 … 200

213

索引

聴力障がい ……………………………… 60

つ

追視 ……………………………………… 83
痛覚 ……………………………………… 134
通級 …………………………………… 10, 207
通教 ……………………………………… 185
通告義務 ………………………………… 125
通常学級 ……………………………… 10, 185

て

定頸 ……………………………………… 152
低酸素状態 …………………………… 34, 72
低出生体重児 ………………………… 36, 63
デイリープログラム …………………… 108
適応能力 ………………………………… 70
伝音性難聴 ……………………………… 61
てんかん ……………………… 71, 117, 145
点字 ……………………………………… 59

と

同行援護 ………………………………… 94
登校拒否 …………………………… 42, 199
統合保育 ………………………… 11, 13, 105, 159
導尿 ……………………………………… 91
糖尿病網膜症 …………………………… 59
動脈管開存症 …………………………… 36
特殊教育 ……………………………… 9, 184
ドクターショッピング ………………… 150
特別支援教育 …………… 9, 10, 184, 186, 185, 197, 203, 208
特別児童扶養手当 ……………… 3, 94, 154

な

内部障がい ……………………………… 37
喃語 ……………………………………… 19
難聴 ……………………………………… 61

に

二語文 ……………………………… 18, 19
二次障がい ………………………… 42, 199
日案 ……………………………………… 108
日常生活活動(ADL) ……………… 2, 54, 85, 119
日本重症児福祉協会 …………………… 91
日本小児科医会 ………………………… 30
日本脳炎 ………………………………… 72
日本版ミラー幼児発達スクリーニング検査 …………………………………… 118
乳児家庭全戸訪問事業 ……………… 123, 153
ニューロン ……………………………… 25
認知行動療法 …………………………… 90

ね

ネグレクト ……………………………… 121
年間指導計画 …………………………… 108

の

脳性まひ ……………………… 35, 36, 63, 71, 146, 175
ノーマライゼーション …………… 5, 13, 98, 194, 196, 208

は

発達 …………………… 5, 16, 18, 26, 53, 82, 130, 161
　　運動企画 ………………………… 53, 85, 135
　　身体図式 ……………………………… 53
　　――過程 …………………………… 16, 19
　　――過敏期 …………………………… 31
　　――検査 ……………………………… 35, 118
発達障がい ……………………… 38, 71, 82, 124, 201
発達障害者支援センター ……………… 40
発達障害者支援法 ……………… 34, 38, 45, 197
発達性協調運動障がい ………………… 41
バリアフリー ……………………… 130, 197
反抗挑戦性障がい ……………………… 41

ひ

微細運動 ………………………………… 46
一人遊び ………………………………… 49
非認知力 ………………………………… 102
皮膚感覚 …………………………… 31, 134
百日咳 …………………………………… 72
病児保育事業 …………………………… 100
貧血 ……………………………………… 36

ふ

風疹 ……………………………………… 62
フェニールケトン尿症 ………………… 71
福祉型障害児入所施設 ………………… 94
輻輳 ……………………………………… 83
ブラインド・ウォーク ………………… 60
ブロンキーパー ………………………… 92
分離保育 …………………………… 11, 161

へ

ペアレントトレーニング ……………… 206
ペアレント・メンター ………………… 154
米国精神医学会 ………………………… 39
ペーストシアター ……………………… 142
ペーパーパペットシアター …………… 143
ペープサート ……………………… 143, 144
偏食 ……………………………………… 84

ほ

保育所等訪問支援	94, 191, 202, 204, **205**
保育所保育指針	16, 98, **108**
保育所や幼稚園等と小学校における連携事例集	188
保育認定(2号・3号)	198
放課後等デイサービス	**94**, 191, 202, 205
訪問支援	**205**
保護者	90, 119, 151, 170, 208
——及び監護する者	120
母子保護法	**123**
補聴器	62
ボディイメージ	47
哺乳力	64
ポリオ	72
ホルモン異常	34

ま

麻疹	72
慢性肺疾患	36

み

ミエリン鞘	25
味覚	45, **52**, 133, 147, 177
未熟児網膜症	36
水俣病	7
民生児童委員	209

む

無意識感覚	46

も

盲学校	197
網膜色素変性症	59

ゆ

指しゃぶり	90

よ

養育支援訪問事業	**123**
幼児期の終わりまでに育ってほしい10項目	102
要保護児童対策地域協議会	123, 126
読み聞かせ	22, 141

ら

螺旋形モデル	151

り

理学療法士	69, 161
リソースルーム方式	11
リーチング	**73**
リハビリテーション	69, 196
療育	71
——支援加算	100
——通所支援	204
——手帳	72
緑内障	59

れ

冷覚	134
レスパイトケア	93, 154, 206
レスパイトサービス	169

ろ

聾学校	197
ロービジョン(弱視)	59, 141

わ

ワーキングメモリー	42
笑い発作	161

欧文

ADHD(注意欠陥多動性障がい)	9, 38, 40, 106, 122, 187, **203**
ADL(日常生活動作)	2, 54, 85, 119
DSM-5(精神疾患の分類と診断の手引き)	39, 40
DV	**125**
ICD-10	39
ICF(国際生活機能分類)	2, 3
ICIDH(国際障害分類)	2
IQ(知能指数)	70
ITPA 言語学習能力診断検査	118
K-ABC 心理教育アセスメントバッテリー	118
KIDS 乳幼児発達スケール	118
LD(学習障がい)	9, 38, 41, 42
NICU(新生児集中治療管理室)	91, 200
PDD(広汎性発達障がい)	38, 39, 40, 122, 124, **203**
PECS	90
TEACCH	90
WIPPSI 知能診断検査	118
WISC-IV 知能検査	118

中山書店の出版物に関する情報は，小社サポートページを御覧ください．
https://www.nakayamashoten.jp/support.html

障がい児保育
しょう　　じ　ほ いく

2019年 2 月15日　初版　第 1 刷発行 ©
2022年11月 1 日　　　　第 2 刷発行

〔検印省略〕

監　修 —— 小橋　明子
　　　　　　こ はし　あき こ
編　著 —— 小橋　拓真
　　　　　　こ はし　たく ま
発行者 —— 平田　直
発行所 —— 株式会社 中山書店
　　　　　〒112-0006　東京都文京区小日向4-2-6
　　　　　TEL 03-3813-1100（代表）
　　　　　https://www.nakayamashoten.jp/

本文デザイン —— 佐藤綾子（Tangerine Design）
装　　丁 —— 佐藤綾子（Tangerine Design）
イラスト —— 市村玲子
印刷・製本 —— 三報社印刷株式会社

Published by Nakayama Shoten Co., Ltd.　　　　Printed in Japan
ISBN 978-4-521-74750-7
落丁・乱丁の場合はお取り替え致します

本書の複製権・上映権・譲渡権・公衆送信権（送信可能化権を含む）
は株式会社中山書店が保有します．

JCOPY 〈(社)出版者著作権管理機構 委託出版物〉
本書の無断複写は著作権法上での例外を除き禁じられています．
複写される場合は，そのつど事前に，(社)出版者著作権管理機構
（電話 03-5244-5088，FAX 03-5244-5089, info@jcopy.or.jp）の許諾を
得てください．

本書をスキャン・デジタルデータ化するなどの複製を無許諾で行う行為は，著
作権法上での限られた例外（「私的使用のための複製」など）を除き著作権法
違反となります．なお，大学・病院・企業などにおいて，内部的に業務上使用
する目的で上記の行為を行うことは，私的使用には該当せず違法です．また私
的使用のためであっても，代行業者等の第三者に依頼して使用する本人以外の
者が上記の行為を行うことは違法です．